痴呆原来可以很快乐

黄 葵 韩 毅 主编

辽宁科学技术出版社

·沈阳·

图书在版编目（CIP）数据

痴呆原来可以很快乐 / 黄葵，韩毅主编. —沈阳：辽宁科学技术出版社，2017.3

ISBN 978-7-5591-0048-1

Ⅰ.①痴… Ⅱ.①黄… ②韩… Ⅲ.①阿尔茨海默病—防治—普及读物 Ⅳ.①R749.1-49

中国版本图书馆 CIP 数据核字（2016）第 306070 号

出版发行：辽宁科学技术出版社
　　　　　（地址：沈阳市和平区十一纬路 25 号　邮编：110003）
印　刷　者：辽宁一诺广告印务有限公司
经　销　者：各地新华书店
幅面尺寸：170mm×240mm
印　　张：10
字　　数：200 千字
出版时间：2017 年 3 月第 1 版
印刷时间：2017 年 3 月第 1 次印刷
责任编辑：寿亚荷
封面设计：杨　铭
版式设计：袁　舒
责任校对：王春茹　潘莉秋　李　爽　刘　畅

书　　号：ISBN 978-7-5591-0048-1
定　　价：58.00 元

联系电话：024-23284370
邮购电话：024-23284502
邮　　箱：syh324115@126.com

作者简介

黄葵，沈阳市老年医院（沈阳市红十字会医院）老年医学科主任，主任医师，医学博士。研究方向为老年痴呆的治疗。

作者从业25年，其中从事神经病学4年、康复医学1年、老年医学10年、内科及急症科10年。

作者对老年人的疾病特点和功能状态有着深刻的了解，并长期关注于痴呆的非药物治疗。曾参访美国、日本、德国、法国的多所老年医院、老年康复机构和痴呆治疗机构。

作者与痴呆和老年医学专业相关的学术任职：辽宁省痴呆与认知障碍专业委员会常务理事，辽宁省老年综合征专业委员会常务副理事长，辽宁省神经康复学会委员，中国老年医学学会老年医疗机构管理委员会委员。

作者与痴呆相关的课题研究：辽宁省自然科学基金项目1项，辽宁省科协科普项目1项，沈阳市卫生局项目1项。

编委会

序

阿尔茨海默病（AD）是最常见的痴呆症，占所有痴呆症的60%~ 80%。其发生机制迄今未明，发生概率随着年龄的增长而逐渐升高。AD 多发生在65 岁以后， 而75 岁以上的AD 老人则占了全部 AD 老人的81%。在65 岁以上老人中，AD 老人占11%，即每9个老人中就有一位是 AD 老人，而到了85 岁以后，此百分比已高达32%，即1/3 均为 AD 老人了。因此，在我国，AD 老人已超过千万，他们随时可能出现在我们身边。

尽管近年来国家正在通过多种渠道宣传 AD 知识，但是社会对 AD 认识程度的提高仍然远远滞后于 AD 老人数量的上涨。

本书作者黄葵，主任医师，现任沈阳市红十字会医院老年医学科主任，10 年前作为我的第一位博士研究生从事痴呆的基础研究，此后致力于 AD 的临床与科研工作。10 余年来她始终工作在老年医学的临床一线，痛切地体会到人们对 AD 的忽视和知识的匮乏，为唤起人们对 AD 的重视，提高对 AD 症状的识别和对 AD 老人的照料能力，特撰写本书。

该书所选71 个故事均来源于作者10 年临床工作所见到的真实案例，不仅生动形象，而且通俗易懂，这些故事将有助于医护人员、老人及家属了解 AD 的特征、改进错误的照料方法，对于 AD 的早识别、早就诊、早诊断进而多获益具有重要的实用意义。

曹云鹏

中国医科大学附属第一医院神经内科

2017 年2 月22 日

前　言

想到老年，人们油然而生的多是畏惧和无助、孤独和无望的悲凉情绪，但是不争的事实告诉我们，我们需要在这个阶段，与疾病和衰老共度数十年之久的时间。因此，如何安康、愉悦地度过这段时间，是人们的普遍愿望。

《痴呆原来可以很快乐》在承认和尊重老年人所固有的衰老和疾病的前提下，充分表达了即便是如此，我们仍然可以保持阳光一些的心态，营造乐观一些的生活氛围。本书向老年人和即将步入老年阶段的中年人所传递的，是接纳衰老，安老、享老，努力提高老年阶段生存质量的社会正能量，鼓励老人和他们的家属把衰老看作是生命的一个过程，积极面对老龄化带给家庭的变化。

在写作形式上，本书是一部别具特点的、关于痴呆的科普读物。

首先，在文字创作方面，《痴呆原来可以很快乐》从痴呆进展的5个阶段，通过松爷爷、花奶奶一家祖孙三代的5个人物，描绘出与老年痴呆相关的71个短小精悍的生活趣事。而且，在讲述了每一个幽默诙谐的故事之后，均从科普的角度，配以名字叫作"嗯不嗯"的老年医学科医生的、画龙点睛的专业解释和照护建议，使读者在轻松愉快的心情下，已经形成了对于痴呆的由浅入深、由表及里的全面认识，并可以按图索骥地去对照了解自家老人是否已经出现了痴呆的迹象，或者已经发展到了怎样的程度。通过这部书，家属可以预先知道在未来的岁月里，老人将可能出现怎样的状况、家庭将可能面临怎样的困境。同时，我们也可以明白，作为痴呆老人的家属，我们应该如何妥善应对家庭的老龄化。

其次，书中大量的插画增加了本书的趣味性，使读者在阅读过程中不易产生疲倦感。特别是分布于各个篇章页处的前后共8张图片，通过展现爷爷、奶奶在向日葵地里连续的劳作场面，表现出了松爷爷和花奶奶对待现实生活的乐观态度。同时，配合以第三章选择离开方式中的文字描述，可以使读者体会到爷爷和奶奶别样的、对待生死的客观态度。

另外，书中将痴呆的专业知识以科普的形式表达出来，无疑增加了本书的实用意义。

而且，在受众群体方面，本书为普适性读物，不同的读者可以从不同的角度得到不同的启示。

对于老年人，他们可以及时发现自己的痴呆表现。

对于中年人，他们需要像花奶奶的儿子、儿媳那样，正确理解老人们看似荒谬的思想和行为。同时，这部书可以提醒他们提高对老年痴呆的重视。

对于老人的孙辈们，这部书可以使他们不仅懂得老年人是一个需要得到帮助和尊重的特殊社会群体，而且也让孩子们理解父母照顾老人的辛苦。

对于老人的亲戚朋友来说，这是一部适于馈赠的老年文化精品。

对于老人的照护者和养老产业从业者，这又是一部易读易懂的痴呆照护教材。

最后，作为一名临床医生，作者深厚的老年医学背景、长久以来对于痴呆老人的关注和对痴呆相关临床能力的积淀，最大程度地增加了本书的科学性和严谨性。

韩　毅

目 录

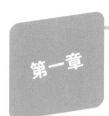

痴呆是一种生活方式

如同儿童阶段、少年阶段和青壮年阶段一样，老年阶段也是人生所必然要经历的一个过程。

只是在这个阶段里，身体的各种能力都是在缓慢下降的。大脑是人体的诸多器官之一，它的功能也是在逐渐下降的，这种现象被称为脑老化。

阿尔茨海默病（以下称老年痴呆或痴呆）的发生机会，将随着脑老化程度的加重而增加，两者关系密切。根据我国的调查数据，3%～7%的65岁以上老人为痴呆老人，而在85岁以上的老人中，痴呆老人所占比例已经高达20%～30%。但是，对于如何看待老年痴呆与脑老化的因果关系，至今尚无肯定的结论。

在此，我们姑且不去研究这些深奥而又尚无确切结论的理论问题，而是仅仅关注于脑老化和痴呆所造成的常见表现，以及如何能更好地应对这些表现带给我们的困扰。

第一节　如何理解痴呆

　　痴呆是一种智能衰退综合征，它以认知能力减退为核心表现。当智能衰退的程度达到足以影响日常生活能力和处理社会事物能力的时候，就被称为痴呆。这种智能减退是持续存在的，常伴有精神、行为异常。

　　从另一个角度讲，我们也可以把痴呆看作是一种生活方式，可以理解为是由于老人们看待世界的方式、思考问题的方法发生了变化，所以他们的行为模式也随之发生了变化，仅此而已！

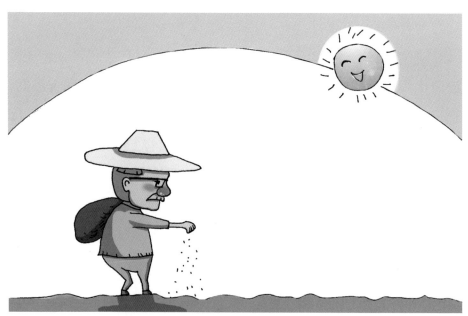

松爷爷：给老太婆种一片太阳花吧。

第二节　纷繁的痴呆表现

痴呆的表现可归纳为认知、能力、行为三方面的异常。认知是大脑接收、处理外界信息从而认识世界，并据此做出判断和决策的过程，是大脑的高级功能。认知障碍是痴呆形成的基础，功能障碍包括日常生活能力下降和社会职能减退，行为异常则是指在精神、行为方面出现了变化。

什么是痴呆

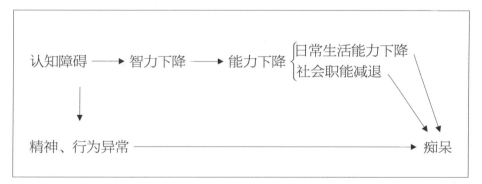

这三方面的异常，又分别有着纷繁多样的具体表现。

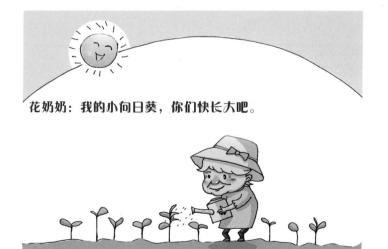

花奶奶：我的小向日葵，你们快长大吧。

痴呆的表现

认知障碍表现为以下方面：		功能下降表现为以下方面：	
记忆、学习	瞬时记忆	日常生活能力	使用工具的能力
	短期记忆		自我料理的能力
	长期记忆	社会职能	
语言	理解	**精神、行为异常的表现：**	
	表达	精神症状	幻觉
	复述		妄想
定向	时间	情感障碍	抑郁
	地点		焦虑
	人物		淡漠
计算			高涨
视觉空间关系识别		行为异常	攻击
思维与执行	逻辑推理		激惹
	抽象思维		激越
	分析判断		刻板行为
	观察应变		睡眠障碍
	理解想象		食欲障碍
	解决问题		

　　以上表现，在痴呆的不同阶段会以不尽相同的形式表现出来，我们在下面的章节中将逐一描述。

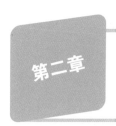

痴呆故事

第二章

从认知正常到痴呆，是一个缓慢而渐进的过程，各阶段之间没有明确的分界线，各个阶段的表现也是交叉共存的。

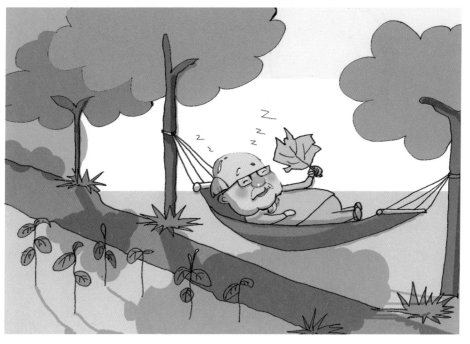

松爷爷：向日葵长得这么好，我梦见它们开花了……

人物介绍

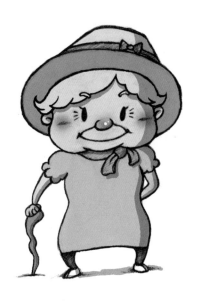 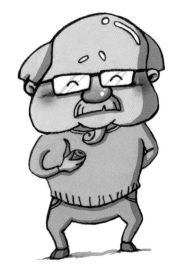

奶奶：太阳花奶奶（花奶奶）　　爷爷：松毛虫爷爷（松爷爷）

奶奶的昵称：老太婆

精典瞬间："哎呀呀，我这个臭脑袋，我怎么记不得了呢，我怎么就记不得了呢?"花奶奶皱着眉头、眯着眼睛，用手指敲着她的脑袋，还时不时晃一晃。

爷爷的昵称：死老头子

精典瞬间："呵呵，是这样啊！是这样吗? 原来是这样啊！"松爷爷眉毛弯弯、眼睛弯弯，笑哈哈地望向花奶奶。

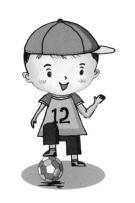 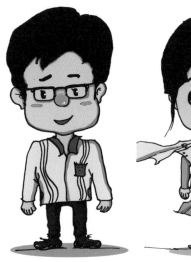 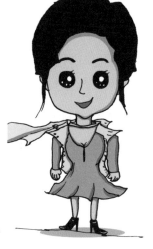

孙子：松花蛋（蛋蛋）　　爸爸：蛋蛋爸　　　妈妈：蛋蛋妈

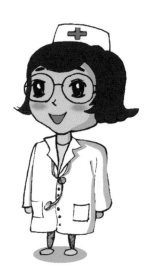

医生：嘚不嘚

医生介绍：老年医学科医生，非著名专家。名字叫作"嘚不嘚"，汉语拼音读为"dē bù dē"

名字的故事

蛋蛋与爷爷愁眉苦脸地讨论着他们的名字。

蛋蛋：爷爷，我的名字为什么叫松花蛋呢？

爷爷：因为太阳花奶奶喜欢。

爷爷：花奶奶说，松爷爷和花奶奶家的孩子，自然就应该叫作松、花、蛋。

蛋蛋：爷爷，那您为什么叫松毛虫呀？

爷爷：因为太阳花奶奶喜欢。

爷爷：花奶奶说："死老头子，你的名字可真难起，起来起去也起不到合意的。"于是，奶奶把好多个名字分别写在了纸条上，

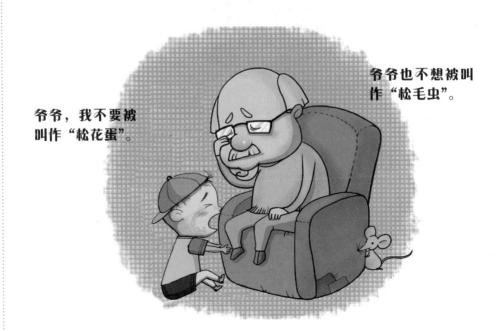

爷爷也不想被叫作"松毛虫"。

爷爷，我不要被叫作"松花蛋"。

让爷爷我抓阄一样抓了一个，结果爷爷抓到的却是"松毛虫"！真是糗大了！

蛋蛋：那奶奶为什么叫"太阳花奶奶"这样好听的名字呢？

爷爷：还是因为奶奶喜欢。

爷爷：蛋蛋呀，都是因为奶奶喜欢，所以爷爷和你的名字才变的如此稀奇古怪，奶奶大概是老糊涂了。

爷孙俩为了他们那连神仙都会被惊得目瞪口呆的名字而抱头痛哭。一只小老鼠鬼头鬼脑地探出头来，想了解今天的家里是发生了什么事情了呢，为什么气氛是如此的悲伤呢？

第一节　可疑痴呆——花奶奶需要一个萌程度检查

　　花奶奶看上去仍然是一如既往的健康快乐，松爷爷和蛋蛋爸妈都认为花奶奶除了记性变差了一点，其他一切都是正常的，大家也都不认为花奶奶出现了什么问题。就连花奶奶自己，也常常说自己一切尚好。

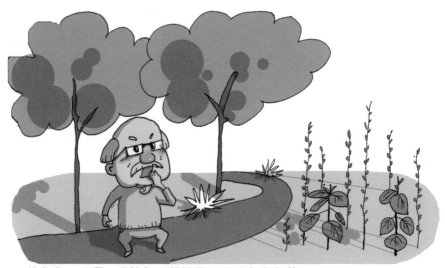

松爷爷：天啊，我的向日葵地里长了这么多杂草！

故事1：正在溜走的记忆

花奶奶的记忆像是一只正在逐渐开裂的、年久失修的水桶，它所能容纳的水已经越来越少，不时会有已经被装进去的水沿着裂开的缝隙漏出来。

花奶奶不再能只借助于记忆，完成下面这样一个在几年前还可以轻易完成的、复杂的购物清单。

白菜：约1.5千克。

胡椒粉：1瓶。

铅笔：2支，中华牌，2B和HB各1支。

带皮五花肉：1千克。

活鲫鱼：2条，现场去鳞、去内脏、去鳃，每条鱼单独包装。

驱蚊液：1支，不带加热器。

陈醋：1瓶，100毫升，瓶装。

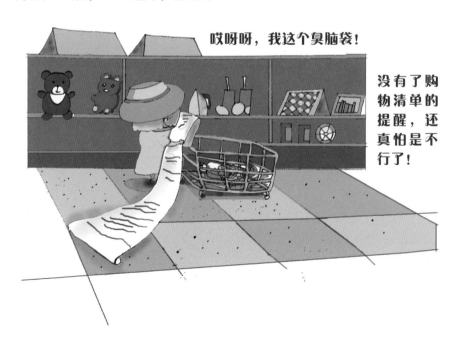

哎呀呀，我这个臭脑袋！

没有了购物清单的提醒，还真怕是不行了！

夏凉男拖鞋：1双，43码大小。

童车修理工具箱：1个，小巧、实用。

美女萌装：1件，给闺蜜孙女的上学礼物，身高1.20米，体重30千克，喜欢橙色、粉色、白色，喜欢蕾丝，不喜欢吊带衫。

创可贴：1袋。

唠不唠医生的唠不唠：

如果一位曾经记忆能力超常的老人，以前能够轻松地搞定这样的复杂记忆任务，但是现在不能了，那么，即使他（她）的记忆能力并没有下降到普通水平以下，也还是提示着他（她）的记忆能力出现了问题。

这种记忆的改变，有可能是总体认知能力逐渐开始下降的最初表现。从此之后，需要细致地留意花奶奶在日常生活中将要出现的各种变化。

在这样的情况出现时，花奶奶需要去医院做一次关于认知能力的检查，了解现在是否已经出现了认知能力的损伤、在认知能力的哪些方面出现了损伤以及认知损伤的程度是怎样的。医生会根据情况的不同，嘱咐花奶奶每隔半年或一年的时间，做一次包括认知能力在内的老年人综合能力评估，医生会给予各方面的指导，在需要的时候，也会给予药物的治疗。

噗不噗医生对可疑痴呆阶段的总结：

在这个可疑痴呆阶段，老人的大部分认知能力是正常的。不正常的认知能力，其缺损程度也是很轻微的。

在多种认知能力中，记忆的损伤出现得相对普遍，表现为轻微而持续的健忘，对事情能部分回忆，经提示后可以全部想起。

除记忆问题之外，也可以出现其他认知能力的改变，如：对时间的判断有轻微困难；在解决问题、辨别事物间异同点方面，有轻微困难；与以前比较，处理社会事务的能力下降，参与工作或社团活动出现轻微困难；对复杂的家务活动、业余爱好、智力活动，不再如以往那样擅长。

老人们对地点和人物的判断能力没有下降，常无精神行为异常。

在这一阶段，个人生活无须他人照料。

第二节　轻度痴呆——开启萌态生活模式

　　松爷爷和花奶奶的糗事越来越多，有时会犯一些令人出乎预料、啼笑皆非而又稍显幼稚的错误，或者说出一些萌萌的话语，他们给亲朋好友们留下了萌态可掬的印象，成为一对人见人爱的活宝老人。

花奶奶：人工除草，省钱、低碳又环保！

松爷爷：一、二、三，加油老太婆！

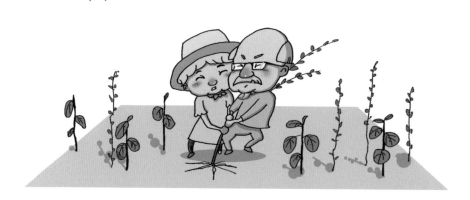

故事2：记不清最近发生的事情

花奶奶对最近发生的事情常常记不清楚，但许多陈年旧事却常常从花奶奶的记忆里奔涌而出，即使是一些不值一提的琐事，也被花奶奶念念不忘。

唠不唠医生的唠不唠：

痴呆老人记忆能力的下降，往往表现为首先记不住最近发生的事情，若干年后，才表现为回忆不起年轻时发生的事情。

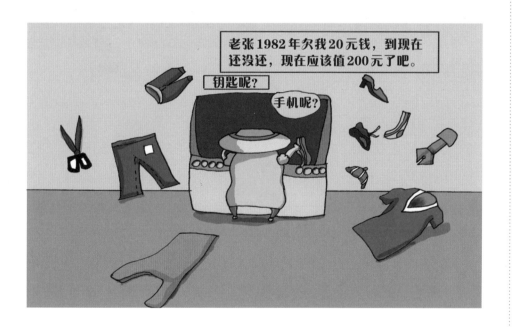

故事3：忘记马上要做的事情

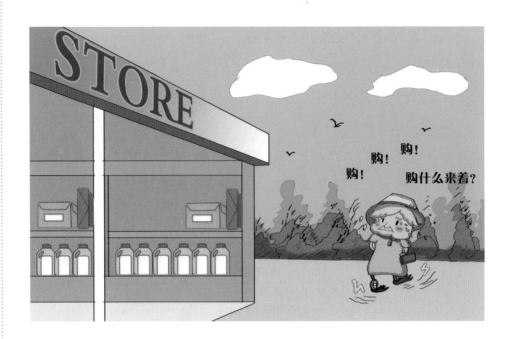

  花奶奶正在做红烧肉，突然发现白糖不够用了，立即出门去楼下的超市购买，可是来到超市之后，却怎么也想不起来要买的东西是什么了。花奶奶穿行于一排排的货架之间，把油盐酱醋、苏打十三香摆弄了一遍又一遍，还是没有想起来自己来超市的目的是什么。

  超市服务员热情地前来打招呼："花奶奶，您来买菜了。"

  花奶奶回答："今天不买菜，上次买的白菜还没吃完呢。"

  服务员笑呵呵地问："那您来做什么呀？"

  花奶奶一脸迷惑地自言自语，呈深思熟虑状："是呀，是呀，我来做什么呢，我是要做什么的呢，哎呀呀，我这个臭脑袋，怎么就想不起来了呢！"边说边用手指敲打着自己的脑袋，还晃一晃它，好像要努力把包裹在她记忆上面的那层讨厌的薄纱甩掉，让她的记忆豁然清晰地呈现在眼前。

服务员知道，一定是花奶奶又困扰于她的记忆问题，滑入了混沌的萌状态，于是想帮助花奶奶为她的记忆仓库擦擦灰、除除尘，让那里的记忆重新闪亮起来，"奶奶，您来这儿之前在做什么呀？"

花奶奶："我在做饭呀。"

服务员："今天做什么好吃的了？我都闻到香味了。"

花奶奶："做什么饭了呢，哎呀呀，我这个臭脑袋，我怎么想不起来了呢！我怎么又想不起来了呢！"于是皱着眉头，用手指又去敲敲她的脑袋。

服务员："今天您家几口人吃饭呀，做几个菜呀？"

花奶奶："给老头子做饭。"又过了一会儿，花奶奶想起来今晚小孙子要回奶奶家，她还要做些好吃的喂她的这只小馋猫。

于是，花奶奶的记忆仓库终于开启了一条缝隙，一束阳光照射进来。花奶奶笑逐颜开地与服务员分享起她的快乐："今晚，小孙子要来，我这只小馋猫和他爷爷那只大馋猫是一样一样的啊，这一

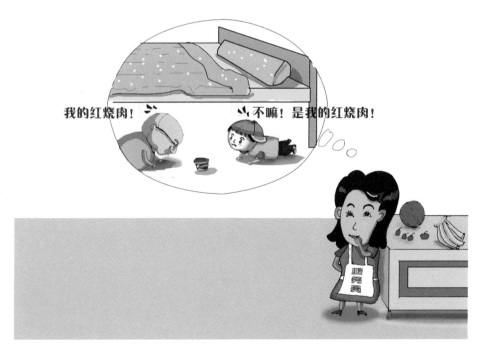

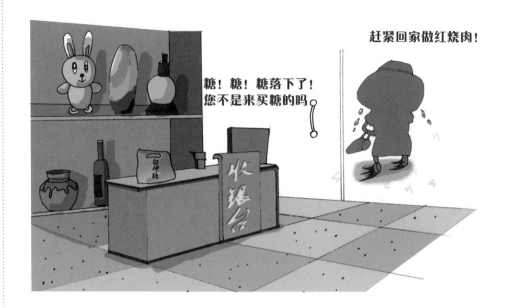

老一小总能因为抢一块红烧肉而满屋子乱跑，最终，总是以大馋猫获胜，小馋猫耍赖告终。所以，今天我想多做点儿红烧肉，喂饱这两只吃不够的馋猫，结果发现白糖不够用了，所以就来你这儿了。"花奶奶带着满眼的笑意，步履轻盈地去货架上挑选白糖了。

　　服务员望着花奶奶幸福的背影，头脑中浮现出今晚在花奶奶家即将上演的馋猫争肉大战的场面。祖孙俩为争夺那最后的一块红烧肉，杀得人仰马翻，那块红烧肉居然极不留情面地滚落到了床铺下面的灰尘里。祖孙俩爬到床下，望着那块被灰尘包裹着的红烧肉，面面相觑，最后以蛋蛋大哭、爷爷哄蛋蛋开心而宣告大战落幕。

　　花奶奶买好糖后，边聊天边付账，仍然沉浸在馋猫争肉的温暖回忆中，高高兴兴地拿着收银员找给她的两毛零钱匆匆回家了，白糖却被留在了收银台上。

　　花奶奶每年都以这种方式，为市内大大小小的商业网点捐了不少的钱和物，而且每做好事，必不留名。

　　嘚不嘚医生的嘚不嘚：

　　这种情况常常只是被误认为是花奶奶老了，老得有点糊涂了。

故事4：忘记重要约会和重要承诺

松爷爷退休前是公司董事长，在退休前的那个春节，计划在4月5日下午2点召开公司管理层会议，而且要做重要讲话。为了不打扰秘书们欢度春节，松爷爷亲自通过邮件，把会议的消息通知给了公司中、高层管理人员共20人。

4月5日下午2点到了，所有与会人员都已经围坐在了会议桌旁，只等着松爷爷的到来。但是，时间嘀嘀嗒嗒地过去了30分钟，仍不见松爷爷的踪影。总经理不得不打电话联系董事长秘书。

总经理："我们都到了，董事长几点到？"

秘书十分困惑："什么董事长几点到，到哪里？"

总经理："会议室。我们不是2点开会吗？"

秘书："大哥，您醒醒吧，4月1日已经过完了，今天已经不是

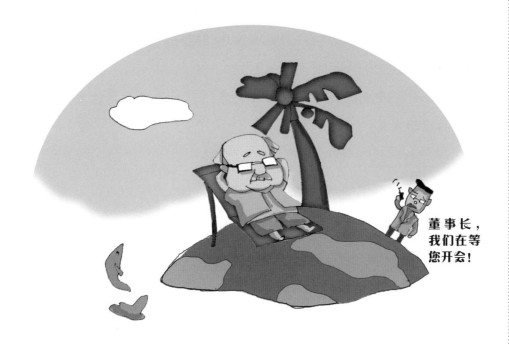

董事长，我们在等您开会！

愚人节了，那天您就把我唬够呛，今天您又请出董事长来唬我。您照顾照顾小老弟，不带这样事儿的。"

总经理："没开玩笑，董事长是通知我们2点开会了。"

秘书："行行行，那您自己去请董事长吧。"

总经理哀求道："天地良心啊！我真没唬您呀！我们20人都坐在会议室恭迎董事长训话呢呀！如果不信，您驾临视察吧，不然我给您小老人家拍个视频发过去也行啊！"

秘书了解了事情的严重性："董事长没交代给我开会的事啊！"

总经理："那就劳您驾问问董事长几点能到吧。"

秘书："董事长在度假，机票是我办的，估计再过半个月能回来吧。至于现在嘛，可能在尼泊尔享受阳光，可能在奥地利欣赏音乐，也可能在北海道赏雪泡汤。总之，无论在哪里，都不像有可能在半个小时之内，出现在你们的会议室，给你们训什么话。"

总经理："……"

总经理举着电话，惊呆在那里："那……，我们要不要也去尼泊尔、北海道或者奥地利，陪董事长共同度假，顺便把会开了！"

唠不唠医生的唠不唠：

忘记计划中需要完成的很重要的事情，对认知问题的出现具有明显的提示意义。

故事5：以手势代替口语表达

花奶奶请闺蜜们到饭店吃饭、聊天，享受"老年"这个在她们一生中难得的、真正称得上无拘无束的一段时光。

花奶奶想再要一只杯子，因为说不出"杯子"两个字，所以用手握茶杯喝水这个动作，示意给服务员。

闺蜜叶奶奶想要一支笔，记下大家的电话号码，向服务员做了拿笔写字的动作。

闺蜜刘奶奶想要汤勺，于是以手持汤勺、伸向碗里去舀汤的动作，向服务员表达意愿。

海爷爷需要打火机，把点燃香烟，然后十分享受、十分陶醉地喷云吐雾的一系列动作，表演给服务员。

服务员一一取来了这些东西，但是满脑子狐疑：今天这一桌的爷爷奶奶都是怎么了呢，是在逗我玩吗？

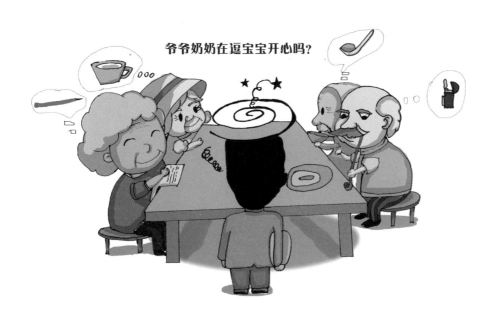

爷爷奶奶在逗宝宝开心吗？

嘚不嘚医生的嘚不嘚：

爷爷奶奶们忘记了物品的名称，而是以对于物品功能的描述或者代表物品功能的手势或动作，来表示物品。提示在此时，老人的记忆能力或口语表达能力已经在下降了。

故事6：信息更新困难

搬家后，松爷爷总是记不住新家的地址，而且也忘不掉旧家的地址，还曾经拿着新家的钥匙去旧地址的房间开门。新住户误认为松爷爷计划行窃，惊恐万状地报了警，于是松爷爷被派出所请去"喝茶"并说明情况。

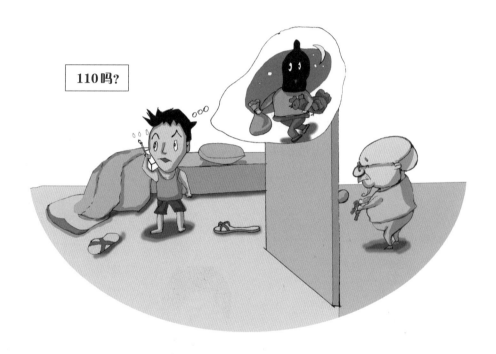

嘚不嘚医生的嘚不嘚：

松爷爷的记忆仓库已经满了，装满了多年惯用的信息，旧信息已经锈死在仓库的货架上，不容易被撬下来搬走，新信息也无法被安置到那个它应该被放到的位置上去。

故事7：思维像一部老旧且又电力不足的电唱机

早晨，花奶奶去给蛋蛋买早餐，市场里熙熙攘攘，好吃的东西还真不少，有豆浆、牛奶、粥、面条、馄饨、馒头、糖饼等。花奶奶思来想去，一个小时已经过去了，还是没有决定好早餐给蛋蛋买什么。蛋蛋没有吃到早餐，饿着肚子上学去了。

中午，花奶奶给蛋蛋热午饭。蛋蛋提醒花奶奶："奶奶，我12:30就得去上学。"花奶奶做思考状，磨磨蹭蹭，不知在做什么。时间已经到了12:15了，蛋蛋再次提醒花奶奶："奶奶，奶奶，我12:30就得去上学。"花奶奶仍做思考状，仍然没有去热饭。12:25到了，花奶奶终于去热饭了，可是刚刚把饭摆好在锅里，12:30就已经到了。蛋蛋的午餐也没有吃到，又饿着肚子上学去了。

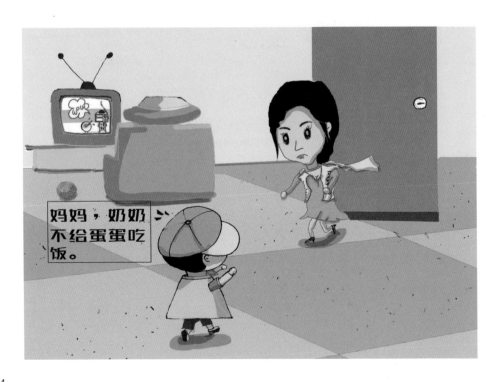

晚上，蛋蛋终于盼到了下班回来的妈妈，如同见到救星一样号啕大哭起来："妈妈，妈妈，奶奶不给我饭吃，我一整天都没有吃到饭了。是同桌把她的糖果分给我，我才坚持到现在的，不然妈妈就见不到蛋蛋了，妈妈你快看看蛋蛋是不是都瘦了。"在蛋蛋的小脑袋瓜里，吃不上饭是一件天大的事情，只有犯了很严重错误的孩子，才会受到不给饭吃的惩罚，蛋蛋被吓坏了，心里充满了恐惧和委屈。

唠不唠医生的唠不唠：

如果一个以前做事利落的老人，现在变得没紧没慢、磨磨蹭蹭、犹豫不决，不要苛责他们，他们只是头脑的运转速度减慢了，处理信息的速度下降了，思维迟缓了。

痴呆的形成，是一个漫长的过程。可是，正是由于我们对于诸多异常现象的一再忽略，才使得痴呆看起来好像到来得如此之迅速。下面这样的感叹是不是常常不绝于耳："我家老人在去年的时候还是如此之好啊，怎么今年突然脑子就不好使了呢。"其实，哪里是这样的呀！

嘚不嘚医生对轻度痴呆阶段的总结：

在这个轻度痴呆阶段，老人认知能力的损伤是多方面的，各种认知能力的下降程度可以是不平行的。认知下降的程度，已经影响到了生活能力和社会能力。

在这一阶段，记忆出现了中度缺损，易于遗忘近期发生的事情，有碍于日常生活。

对时间的判断出现了中度障碍。

对地点的判断不完全正确。

在解决问题、辨别事物异同点方面，存在中度困难。

出现轻微语言障碍。

注意力也有轻度改变。

在这个阶段，老人对社会事物的判断能力和决策能力通常是保存的，也仍然可以参与社会事务，但可能已经开始需要适当的帮助。可是，老人在接受医学检查时，却可以表现得相当优秀。

老人在生活料理方面出现了轻度障碍，放弃难度较大的家务劳动；放弃复杂的业余爱好和兴趣；放弃智力活动。

基本的个人料理能力仍然保留着，虽然需要家属的督促，但常无须帮助。

可有焦虑、抑郁、淡漠。

本阶段常被忽略，或不被发现，持续时间1～3年。

第三节 中度痴呆——随着岁月逐渐变小

花奶奶和松爷爷的脑筋明显地大不如前了，他们好像又回到了童年时代，简单的生活小事也需要有人帮助才能完成，他们也像蛋蛋一样会给蛋蛋爸妈帮一些倒忙。除了蛋蛋，家里好像又多出了两个需要照看的孩子，蛋蛋爸妈正在花费更多的时间和更大的精力来照顾家里这3个宝贝。

松爷爷：老太婆，快看啊，向日葵开花了！

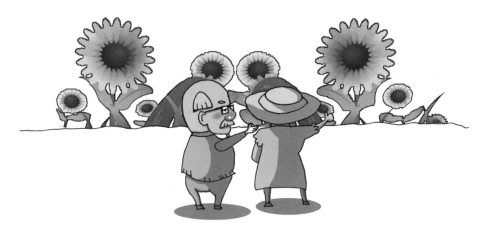

故事8：近事遗忘

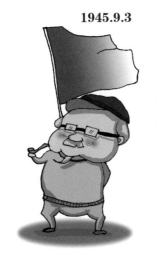

1945.9.3

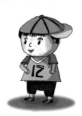

爷爷，抗战胜利是哪一天呀？

松爷爷年轻时参加过抗日战争，适逢抗日战争胜利60周年，蛋蛋刚刚参加完学校的纪念活动回来。

蛋蛋："爷爷，我们去烈士陵园扫墓了，老师说您是老红军，想请您给大家讲讲您的故事。爷爷，您先给我讲几个呗，我帮您选一选哪些故事更好听，我把您包装成我们班今年的明星爷爷。"

松爷爷滔滔不绝，如数家珍地讲了两个小时，花奶奶催促蛋蛋该去写作业了，也提醒松爷爷该准备晚饭了。

蛋蛋："爷爷，您真英勇，您给大家讲刚才您讲给我的这几个故事就行，一定会受欢迎。同学们会向您索要签名的，我让爸爸把他那支不让我动的好笔借给您。爷爷，您这几天就在家里练字吧。"

蛋蛋："爷爷，今天我们的作业是写一篇有关抗日战争的日记。爷爷，今天是几号啊？"

爷爷思索了半天，让大家出乎预料的是竟然没有回答出来。

蛋蛋："爷爷，抗战胜利是哪一天呢，老师讲过了，可是我忘记了。"

爷爷自豪地回答："是1945年9月3日。"

蛋蛋："噢，知道了。我去写作业了。"

蛋蛋："爷爷，我们今晚吃什么呀？"

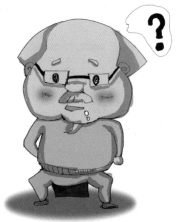

爷爷："为纪念抗战胜利，我们吃土豆炖牛肉、大米饭。"

蛋蛋与花奶奶同时惊呼道："不会吧，你已经做了一星期的土豆炖牛肉了呀！今天还吃土豆炖牛肉啊！"

蛋蛋："我们都纪念了一星期抗战胜利了，我们过几天再继续纪念吧！"

花奶奶："楼下卖土豆的小伙子都说要给我们家送货了！"

爷爷笑眯眯地回答两个人的抗议："是吗？是这样吗？真的是这样吗！原来是这样啊！"

嘚不嘚医生的嘚不嘚：

被痴呆老人遗忘的事情，通常不是通过提醒就可以被想起来的，在这种情况下，老人其实并不是把事情"忘记"了，而是根本就不曾"记住"过。这与许多人经常说的"人老好忘事"的"正常现象"是不一样的，这种"正常"现象往往说的是某些事情原本是曾经被老人记住过的，但是后来却被忘记了，而且，虽然老人通过自己的主动回忆未必能想得起它们，但是经过别人的提醒还是能够回忆起来的。

如果您家的老人已经把事情"忘"得踪影皆无了，您需要多加留意了，这可不是您所理解的"正常现象"了。

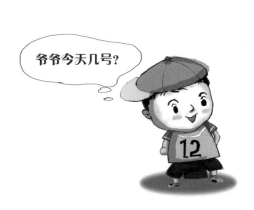

爷爷今天几号？

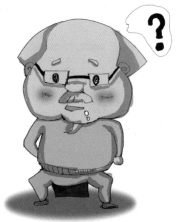

故事9：不能同时做多件事情

蛋蛋放学回家后，摇着书包跑进门，边跑边喊："爷爷爷爷，爷爷，我回来喽！回来喽！"看到松爷爷戴着老花镜正在认真地择菜，蛋蛋兴高采烈地爬到爷爷背上，给爷爷讲他今天在学校里的优秀表现。

蛋蛋："爷爷，今天我考试得了100分，老师表扬我进步很大。"

松爷爷明显没有蛋蛋那样的兴奋，淡淡地回答："啊？"

蛋蛋继续炫耀着他的辉煌成果："爷爷，老师还给我发了一个小红花，这次考试全班只有2个同学得到了小红花。"

松爷爷对蛋蛋的成绩仍然没有表现出一丝的欣喜，仍然凝神择着菜，仍然淡淡地答道："啊？"

蛋蛋完全沉浸在自己的快乐之中："老师说今年进步最大的几个同学，可以获得参加夏令营的奖励。我能去参加夏令营了，太高兴了，我还没去过夏令营呢！爷爷，夏令营好玩吗？您去过吗？"

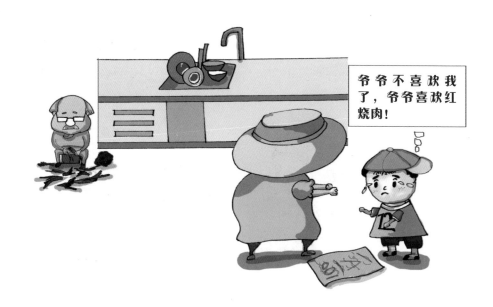

爷爷不喜欢我了，爷爷喜欢红烧肉！

松爷爷却始终没有摆脱择菜对他的吸引："啊？"

蛋蛋的快乐和兴奋变成了嗔怪："爷爷，您在想什么呀？"

爷爷："啊？"

蛋蛋的嗔怪转化为不悦，拿着他的满分卷纸悻悻然地黏花奶奶去了。蛋蛋把他得小红花的喜悦和要去夏令营的兴奋都讲给了奶奶听，在得到花奶奶充分的表扬之后，还把刚才爷爷令人不满的表现向奶奶告了状。

蛋蛋："奶奶，我得了小红花，还能去夏令营，爷爷怎么一点都不高兴呢，也不搭理我？"

花奶奶："爷爷在择菜，所以没注意听你说话。"

蛋蛋："奶奶，那为什么你每次做红烧肉的时候，只要一喊吃饭了，爷爷总是第一个就坐到桌子旁边去了。从来都不用注意，就立刻能听到了呢？"

蛋蛋："奶奶您别哄我，还是爷爷不喜欢我了，爷爷更喜欢红烧肉。每次吃红烧肉，我都抢不过爷爷。"

蛋蛋和花奶奶正聊着，松爷爷跑了过来，手里拿着还没有择完的菜："蛋蛋得100分了？还得了小红花？听说还能去夏令营！我的好蛋蛋，快给爷爷讲讲，给爷爷讲讲，今天怎么这么多的高兴事！"蛋蛋破涕为笑，爷孙俩挤坐在同一把椅子里，家里的气氛立刻又变得一如既往的欢快与和谐。

唠不唠医生的唠不唠：

这是注意力的转移和分配发生了问题，就是不能把注意力从一件事情转移到另一件事情上去，不能同时注意两件或更多的事情。注意是一种能力，它是认知能力的一部分，是形成认知的基础。

故事10：做事半途而废

松爷爷曾经是个忠实的集邮爱好者，集邮大半辈子了，家里的集邮册多得不得了。可是，松爷爷已经有几年不去各处淘邮票了，甚至也不再搭理他的集邮册了。不知出于何种原因，最近松爷爷多出了广泛而多变的各种爱好。

开始时，松爷爷喜欢上了书法，每天晚饭后都会哼着小曲练习半个多小时。也因为这个爱好，松爷爷结识了一批志同道合的新朋友，大家经常凑在一起切磋作品，帮自己的作品吹吹牛，顺便也调侃一下别人的作品，这种轻松诙谐的社交方式给松爷爷的生活增添了很多乐趣。松爷爷每次参加作品交流回来，花奶奶都会跟松爷爷坐在一起，听松爷爷讲讲他们那几个老伙伴又搞出了什么新笑话。老两口的生活在墨香和笑声中过得十分充实、惬意。

一个月后，松爷爷逐渐地不喜欢书法了，别人来找他一起去练字，松爷爷也不去了。

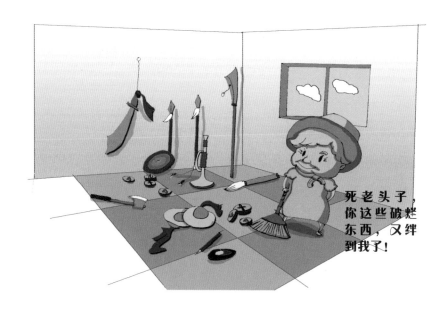

死老头子，你这些破烂东西，又绊到我了！

不久，松爷爷迷上了下棋。

可是没到一个月，松爷爷又开始学习画画了。

最近几天，松爷爷正在张罗着买队服和帽子，兴致盎然地要去报名参加红歌表演队。

蛋蛋跟松爷爷开玩笑："爷爷，您这次唱歌，计划唱多久啊？您不是总教育我，做事情要持之以恒吗？"

过了一会儿，蛋蛋满脸狡黠地怂恿松爷爷："爷爷，前楼的李爷爷每天都去练武术，他的大刀可漂亮了，带着长长的红穗子，舞起来可真好看。您不喜欢唱歌时，就跟李爷爷学武术吧，那个大刀还能借我玩一玩，好不好呀，爷爷！爸爸不给我买刀，说小孩子玩刀不安全，再说小孩子的玩具刀哪有李爷爷的大刀那么威风、神气。"

不出一年的时间，家里琴棋书画、刀枪剑戟、种子花盆、耙铲锄犁一应俱全，只是没有一件东西能够与松爷爷保持相对长久的亲密关系，倒是小区里的老人们常常到松爷爷家里来借这借那，松爷爷家150平方米的大房子就变成了全小区老人的文娱用品免费存放处。负责照管小区活动室的张老师跟蛋蛋爸开玩笑："你这老爹可比你儿子费钱多了，你还得努力工作多赚钱啊，过两天你老爹又不一定要买什么新玩具了！"

一年之后，松爷爷的玩具彻底成了家里打扫卫生时的障碍，大家走路不小心都会被绊到脚，花奶奶还得花费时间去维护和保养这些想当初每一件都曾经价值不菲的东西。在征得了松爷爷的同意之后，蛋蛋爸妈把它们捐给了小区活动室。松爷爷看着全小区的老人们都到活动室里玩他的玩具，心情好极了，他自己也常去活动室，骄傲地跟大家讲一讲他与每件玩具的光荣历史。

唠不唠医生的唠不唠：

如果像松爷爷这样，年轻的时候爱好专一、做事持久，上了年纪之后，变得做事易于半途而废，这也可能是认知能力变化引起的。但是，如果松爷爷在年轻和年老时都是同样做事不能长久的，那么，也就不能说明什么了。所以，"变化"是判断认知出现问题的关键。只有细心地观察体会老人在日常生活中的各种变化，才有可能在很早的时候发现认知障碍的蛛丝马迹，这样，才能做到早诊断和早治疗，提高老人自身和家庭的生活质量。

故事11：专注能力下降

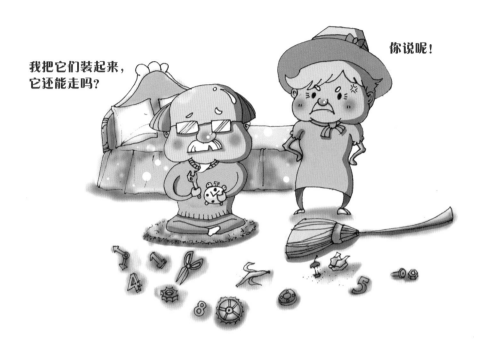

星期天，松爷爷在家里帮助花奶奶打扫房间。

花奶奶："老头子，你先去帮我扫扫地吧。"

松爷爷连忙说："好嘞，这就去，老太婆。"

过了一会儿，花奶奶发现松爷爷不见了，扫帚扔在了一旁，地也没有扫完。找遍了各个房间，花奶奶最终在卧室里发现了正在摆弄闹钟的松爷爷。原来松爷爷在扫地扫到了床头桌旁边时，被最近不再报时的闹钟吸引住了，想看看好好的闹钟为什么就不报时了呢，在不知不觉中闹钟已经被松爷爷拆得七零八散，零件散落得满地都是。

花奶奶怒吼到："死老头子，你又闹什么妖！"

松爷爷坐在遍地的闹钟零件中间，怯怯地望向花奶奶："我把它们重新装起来，它是不是还能走呢？"

花奶奶凶巴巴地说："你说呢！"

松爷爷想了一会儿："噢？是吗？是这样吗？真的是这样吗！""那我还是去扫地吧，去扫地。"

嘚不嘚医生的嘚不嘚：

做事的时候容易被不相关的其他事情所打扰，不能排除干扰继续把正在做的事情完成，这也是注意力的问题。

故事 12：看不懂电视

晚饭后，一家人围坐在电视旁看着电视剧。

松爷爷："咦？好像不对呀，这个人是谁呀，我怎么没有见过，在哪集里出现的？"

蛋蛋爸："这不是男主角吗，第一集里就有他了，现在都演到第18集了，我们已经看了他一个多星期了。"

松爷爷："噢……，对对对。"

松爷爷："咦？还是不对呀，他家不是在农村吗，这个地方高楼大厦的，不像是农村呀。"

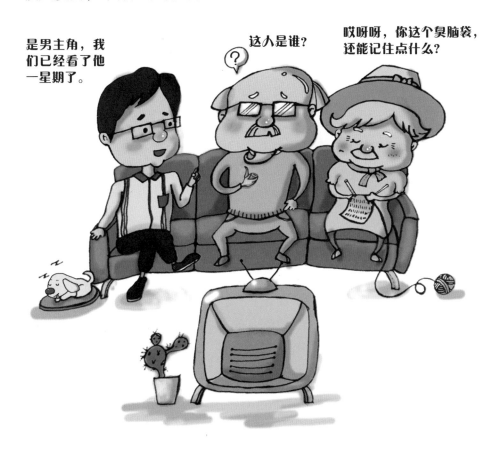

蛋蛋爸："他考上了大学，这不是在城里上大学呢吗。"

松爷爷："是吗？是这样吗？真的是这样吗！"

过了一分钟，松爷爷又不解地叨咕着："我怎么不知道呢，他什么时候上的大学，他怎么就上大学了呢？"

花奶奶："哎呀呀，你这个臭脑袋，你还能记住点什么！"

嘚不嘚医生的嘚不嘚：

由于记忆的问题，老人在读书看报时，会看了后面就忘了前面，并因此而不解其意、不知所云。

故事13：容易被打岔

蛋蛋一家人今天要来爷爷奶奶家吃饭，花奶奶准备给孩子们炖条大鲤鱼，正在厨房忙活着，蛋蛋爸打来电话。

蛋蛋爸："妈，你干吗呢？"

花奶奶："做饭呢，今天你们回来，给你们炖鱼吃。"

蛋蛋凑过来："有鱼吃啊，太好了。喵！喵！喵！"

蛋蛋爸："今天遇到刘大爷了，就是爸爸退休前的老同事，打听了爸爸的情况，说今晚要来看看爸爸，叙叙旧。"

花奶奶："来吧来吧，晚上一起吃饭。"

花奶奶："那老头子好像喜欢喝两口，我再做几个下酒凉菜。"

花奶奶："晚上回家再唠吧，我得赶紧下楼买点青菜。"

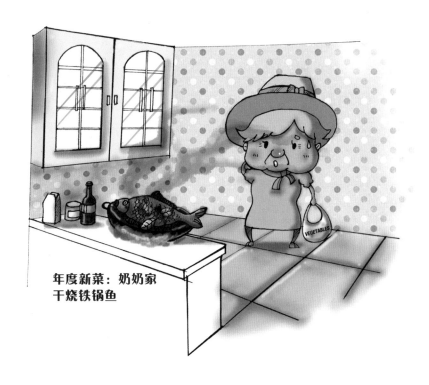

年度新菜：奶奶家
干烧铁锅鱼

花奶奶放下电话，匆匆忙忙出门买菜。回来后发现锅里的鱼已经煳在了锅底上，锅也快要烧漏了，满屋子焦煳味。

万幸的是，由于花奶奶回来得快，所以没有出现更严重的后果。奶奶懊悔万分："哎呀呀，我这个臭脑袋，我怎么就忘记了呢，怎么就忘记了呢！"

晚上，大家围坐在餐桌旁，品尝着花奶奶的新菜式"奶奶家干烧铁锅鱼"，叙着亲情和友情，其乐融融。

大家对今晚的主菜铁锅炖鱼，有着一致的评价，就是这菜式以前还真的没有品尝过，鱼与锅的结合程度竟然是如此的紧密，使食客不仅能品尝到鱼的味道，更奇妙的是，还能品尝到锅的味道，而且，最最奇妙的是，可以轻而易举地想象到，今日晚餐后那刷锅人的辛劳！由于掺杂了这五味杂陈的感受，那天晚上的那条鱼倒显得格外的鲜香！

从这件事以后，蛋蛋爸妈才开始意识到花奶奶的记性不好确实是一个问题。

唠不唠医生的唠不唠：

在这样的危险情况出现之前，如果仔细寻找，应该可以寻找到已经存在了一段时间的认知能力下降的表现。但是，这些表现常常因为被忽略的原因而已经无从考证。即便如此，如果在此时，能够充分认识到问题的存在，并及时就诊，仍然可以减轻症状，减慢进展。可是，令人痛心的是，这样明显的表现仍然常常还是被漠视着的，放任着它们自由发展。或者，子女为了减轻老人的负担，为老人请来了保姆，所有的事情都不再让老人自己去做，这样反倒促进了老人认知能力和日常生活能力的迅速下降，终致完全丧失。

故事14：不能回答连续的问题

蛋蛋爸："爸，你和我妈今天早晨吃的什么饭？"

松爷爷立即答道："大米粥，木耳炒鸡蛋。"

蛋蛋爸："我前两天买的那条鱼吃了吗，不吃可就要坏了。"

松爷爷若有所思了几分钟后回答："嗯……啊……呃，吃了吧。"

蛋蛋爸："过两天秋菜下来了，咱家今年还腌咸菜吗？"

爷爷过了好久才回过神来，回答："啊？什么？你说什么？"

唠不唠医生的唠不唠：

这也是注意力的障碍。在这里，松爷爷被连续地问及了3个问题，在回答第1个问题时很流利；在回答第2个问题时，注意力不能从第1个问题转移至第2个问题，因而回答得稍显迟疑；在回答到第3个问题时，第1个和第2个问题共同成为第3个问题的干扰，则回答得更加缓慢，甚至可能根本没有注意到第3个问题的内容是什么。

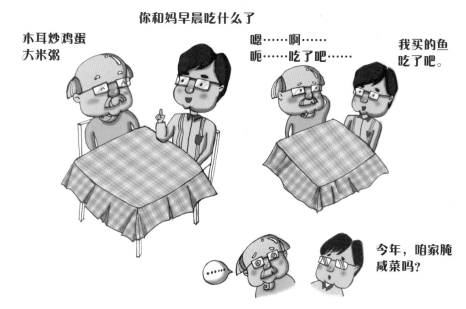

故事15：不能判断时间

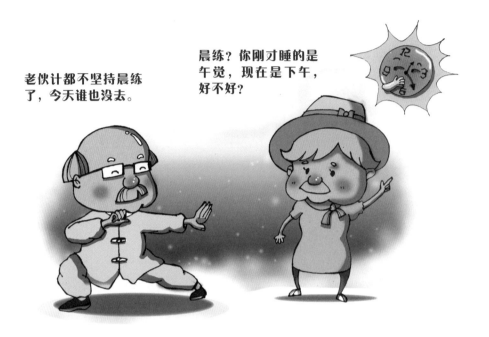

松爷爷每天早晨去公园打太极拳。

有一天，松爷爷睡完午觉后，又换上晨练服去打太极拳。回来后不无兴奋和骄傲地告诉花奶奶："今天老张、老李、老王都没去打拳，那些比我打得好的人都没去，看谁还笑话我打得不好！这次可没有人跟我比拳法了，今天小公园里只有我一个人，我比平时还多打了两趟，今天感觉不错啊！"

花奶奶把目光绕过老花镜，从镜框外面鄙夷地望向得意扬扬的松爷爷："拜托，他松大爷，可不是人家都不去嘛，现在是下午，好不好！你是一个人顶着个大太阳，自己跟自己玩了半天，还玩得挺开心，还多玩了一会儿，好不好！"松爷爷憨笑到："是吗？是这样吗？真的是这样吗！"

唠不唠医生的唠不唠：

在时间的识别障碍方面，可以表现为不知道年、月、日、星期几，不能区分上午、下午，不能判断大约几点钟了。有的老人还表现为辨别不清楚季节，即使是窗外正在下着大雪，也不知道现在是冬季。这已经是很明显的认知异常了，这种异常是从间断出现，到频繁出现，再到持续存在的。在这种识别障碍还只是偶然出现的时候，是否能够引起我们的重视呢？还是只是认为这也是人老了的自然现象，或者只是把它当作茶余饭后的谈资而已呢？

故事16：不能辨别地理位置

花奶奶因为不舍得扔东西，吃了过期的香肠，肚子疼。蛋蛋爸陪花奶奶到医院看病，蛋蛋爸去挂号了，花奶奶一个人坐在椅子上等着他，与旁边的大娘聊了起来。

花奶奶："您这是怎么啦？"

大娘："最近几天有点心绞痛。"

花奶奶："哎哟，那可大意不得，怎么不去医院看看啊，这病可耽误不得。"

大娘奇怪地看着花奶奶："我这不正是在医院看病呢吗？"

过了一会儿，花奶奶想起来她自己也是来医院看病的。于是，有点难为情，立刻说："哎哟，哎哟，我肚子疼，我得去厕所，您先坐着，我去厕所，去厕所。"

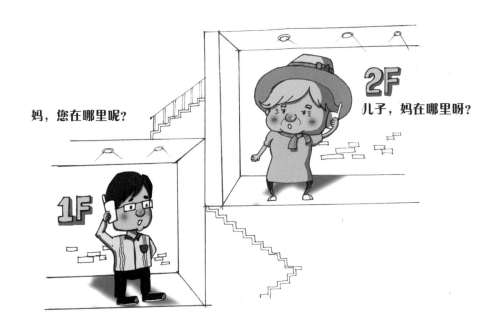

花奶奶不知道卫生间在哪里，求助于导诊护士。

花奶奶："姑娘啊，厕所在哪里呀?"

导诊护士："奶奶，离这里最近的卫生间就在楼上，您从这上了楼就能看到。"

花奶奶去了二楼，找到了卫生间。

蛋蛋爸挂完号，发现花奶奶不见了，拨打了奶奶的手机。

蛋蛋爸："妈，你在哪儿呢?"

花奶奶："在卫生间。"

蛋蛋爸："在哪个卫生间?"

花奶奶："这里是哪个卫生间啊，我不知道啊。"

蛋蛋爸："这附近没见有卫生间啊，您在哪个卫生间呢?"

花奶奶："不知道，刚才护士告诉我的。"

蛋蛋爸："那是哪个卫生间啊? 您问的是哪个护士呀?"

花奶奶："几楼啊? 几楼啊? 这是哪个卫生间啊?"

花奶奶："哎呀呀，我这个臭脑袋，我怎么就想不起来了呢!"

唠不唠医生的唠不唠:

花奶奶记不得跟蛋蛋爸一起来到医院看病，记不得在护士的指引下来到了二楼，也不能通过常识识别出自身所处的机构是医院，不知道如何寻找标志识别身处几楼。花奶奶的认知问题越来越多，对日常生活的影响也越来越明显。

故事17：迷路与走失

有几次，蛋蛋妈和花奶奶一起去市场买菜，总是一不留神，就找不见花奶奶了，后来居然发现花奶奶回到了家里。每遇这样的事情发生时，蛋蛋妈都很生气地责备花奶奶，为什么总是自己一个人就回家了，也不事先告诉她，害得她到处找，每次都急得火上房。花奶奶也不吭声，只是低着头揪着衣襟，满脸无辜的表情。后来再上街时，花奶奶总喜欢拉着蛋蛋妈的手一起走，或者揪着蛋蛋妈的衣角。

居委会开会时，居委主任提醒蛋蛋妈，花奶奶有时出门后找不回家，超市小李老板、理发店张师傅、小区保安老刘都送过她回家，让蛋蛋妈留意一些，别出危险。

蛋蛋妈这才明白为什么那几次花奶奶莫名其妙地消失了之后，都莫名其妙地出现在了家里。蛋蛋妈去询问花奶奶，花奶奶告诉她，有几次她在那个市场里走着走着就不知道自己是在哪里了，也不知道回家的路在哪里。每次她都害怕极了，拼命地想找到回家的路，急得满头是汗，可是越是着急就越是找不到路，最后只好求助于旁边的人送她回家。奶奶说得好委屈，好像走丢了的小孩子一

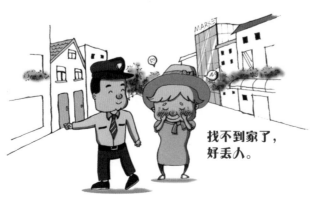

找不到家了，好丢人。

样。由于花奶奶在小区里人缘极好，大家都喜欢这个阳光、快乐还有点萌的老太太，所以每次都有好心的邻居送她回家。回到家

里后，花奶奶每次都会沮丧好几天：哎呀呀，这是怎么回事呢？哎呀呀，我这个臭脑袋，怎么会连自己的家都找不到了呢!？

嘚不嘚医生的嘚不嘚：

对于腿脚灵便的痴呆老人，走失是一件随时随地可能发生的事情，走失会给老人的心理健康带来不利的影响。作为一个事件，家属应该做好事前的防范和事后的补救。

为老人随身携带记录有家属联系方式和家庭地址的信息卡，可以大大地增加走失后老人的安返机会，减少危险的发生，降低救援成本。对于老人来说，排斥携带这样的信息卡是不可取的。如果老人对此十分反感，可以考虑把它放置在既可以随身携带，又不会被外人轻易见到的地方，如：将联络信息卡制作成适宜的大小和形状，经塑封后，置于衣兜内、衣襟内侧、袖口下方的特制小兜里，同时在这个特制小兜的外面留下一个标记，以便救援者可以发现这里的异常。

不能找到目标的所在位置即为走失，走失还可表现为：在住了很久的医院里，找不到卫生间在哪里，从卫生间返回时，又找不到自己的病房在哪里，或找不到自己的床位。或者，即使在自己的家里，也因找不到卫生间而转来转去。

就走失的原因而言，记忆障碍自然是排在第一位的因素，除此之外，老人对空间关系的辨识能力下降，也参与了走失的形成。对于存在空间关系识别障碍的老人，他们不能建立物体间正确的空间关系，因此对于街道、楼宇、庭院的相互位置也不能正确理解，自然也就无法判断目标的方向和位置了。

这种空间关系的识别障碍还表现为：在整理床铺时，不能角对角地把床单铺整齐、把被子叠整齐；进餐时打翻餐具；行走时撞翻家具或撞到其他人。

故事18：运算困难

蛋蛋在写寒假作业，花奶奶在一旁理财，算算一年下来，家里又增加了多少收入，蛋蛋请花奶奶帮助他做算术作业。

蛋蛋："奶奶，帮我算算这道算术题吧，今天天气真冷，大哥哥、大姐姐们都不出来了，没人教我了。"

花奶奶："好啊，好啊。咱们先算题，算完题我再算账。"

蛋蛋："咱们先做这个题吧，明明和童童共收集400张邮票，童童比明明多20张，问童童有多少张邮票？"

花奶奶考虑了一会："25张。"

蛋蛋以为奶奶耳背，没听清楚，又读了一遍题目。

花奶奶："136张。"

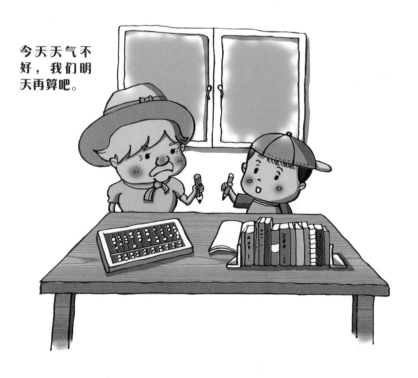

今天天气不好，我们明天再算吧。

蛋蛋疑惑地问：“奶奶，不对吧。是总共有400张邮票，童童比明明多20张，想一想童童有多少张？”

花奶奶：……

花奶奶：“这个题目有点难，我们换一个吧。”蛋蛋换了另一道简单一些的题目，花奶奶仍然没能算得出来，决定还是继续去算账吧。

花奶奶：“工商银行1.2万元……招商银行2.3万元……建设银行1800元……定期存单28万元……股票赚了1600元……被骗子骗走3200元……儿子又给了3500元……”"不对，重来。”"一五……一十……十五……二十……二十五……五十……，怎么好像还是不对呢。”"哎呀呀，我这个臭脑袋，怎么就算不出来了呢。”"今天天气不好，不算了，还是明天再算吧。”

后来，花奶奶连10以内的加减法都不会算了！

花奶奶在退休以前始终是单位的兼职会计，是从来不用算盘、计算器，就能把账算得又快又准的啊！

唠不唠医生的唠不唠：

由于在日常生活中，不是每天都需要用到稍复杂些的计算，而且不是每位老人都有理财的习惯，所以计算能力的下降，不太容易被早期发现。

故事19：付账困难

　　花奶奶去市场买东西，买酱油花了8.5元，大米花了65元，豆油花了60元，总共是133.50元，花奶奶拿出200元去结账，服务员在匆忙中找给她66.50元，花奶奶心里计算着找给她的零钱，可是不能确认是否有问题，又不想被别人发现她算账困难，匆匆忙忙地把钱放到包里走掉了。

　　嘚不嘚医生的嘚不嘚：

　　计算能力的问题，往往是在购物时被发现的。由于不能辨别对错，所以购物时只好听任服务员找给的零钱是多少。

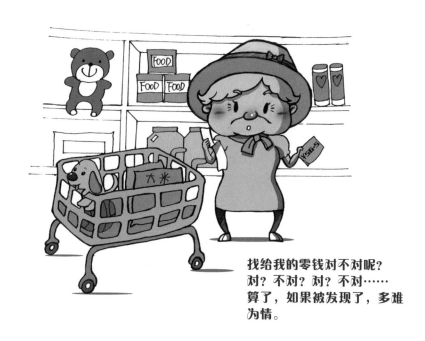

找给我的零钱对不对呢？
对？不对？对？不对……
算了，如果被发现了，多难
为情。

故事20：不能辨别数字大小

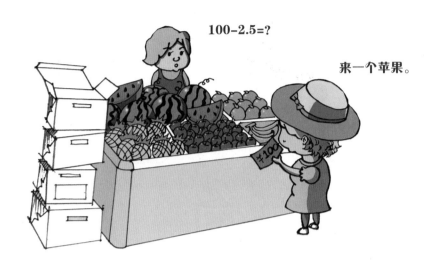

100-2.5=?

来一个苹果。

花奶奶不能辨别10元、20元、50元、100元这几种纸币的面值大小，辨别不清楚要买的东西适合用哪种面值的钞票，也不好意思去问别人。但是她知道100元是最大的钱，菜市场里的东西和楼下小超市里的东西，只要拿一张100元的钱去买，就都能买回来。于是，花奶奶每次去买东西，都只拿100元的纸币，有时即使只买一棵葱，也会拿一张100元的钱。如果家里没有百元大钞了，花奶奶就告诉儿子家里没有钱了。儿子发现挣的钱快要养不起花奶奶了，花奶奶也给超市的收银员和市场卖菜的摊主增添了不少的麻烦。其实，在花奶奶的抽屉里，装得满满的都是小超市和菜市场找给她的各种面值的零钱，每当花奶奶拉开抽屉，就会有几张钱掉出来，花奶奶再偷偷地把它们塞回去。

嘚不嘚医生的嘚不嘚：

这也是计算能力障碍的一种表现形式。

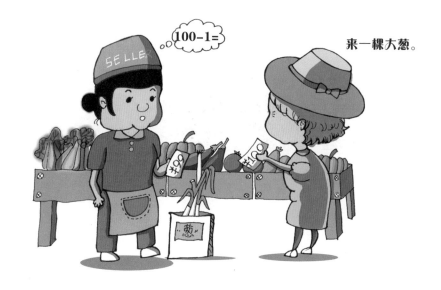

故事21：不能命名不常用的物品

松爷爷从年轻时就开始集邮，有好多漂亮而且珍贵的邮票，有一些是松爷爷在部队时，保留下来的战争年代的邮票，还有一些是在抗战胜利的时候，爷爷从各地寄来的慰问信上收集到的邮票，另外一些是新中国成立时发行的纪念邮票，甚至有几张是部队首长送给松爷爷的外国邮票和信封，每张邮票都有着或长或短，或精彩或平淡的一段故事。家里来客人时，他就会搬出他的集邮册，炫宝一样炫耀一番。

抗战胜利60周年时，老战友们到家里来聚会，爷爷想把集邮册拿出来，与他们一起回味那些共同战斗过的岁月，于是让花奶奶帮忙去找，松爷爷的头脑中幻化着各种集邮册的形象，可是"集邮册"这三个字，却好像从松爷爷的头脑中消失了一样，松爷爷手舞足蹈地做了好多动作，大家也没有弄明白他要表达的是什么，这事只好作罢。

在吃饭的时候，松爷爷突然想起来了，他要找的东西叫作集邮册，于是让花奶奶马上去取，不然过一会儿这三个字就又逃走了。可是，花奶奶用手指敲着她的脑袋，一边努力回忆一边答道："哎呀呀，我这个臭脑袋，你的集邮册被我放到哪里去了呢？我怎么想不起来了呢！"松爷爷满脸失望地说："啊？是吗？是这样啊！真的是这样吗？那只好这样吧！"

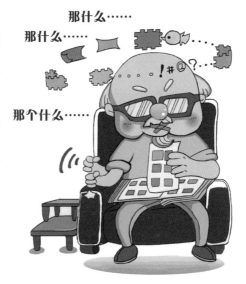

那什么……
那什么……
那个什么……

故事22：不能命名常用的物品

渐渐地，松爷爷想打开电视机，说不出"电视机"，想拿来电水壶，说不出"电水壶"，指着杯子，说不出"杯子"。明明是每天都在使用的东西，却就是叫不出它们的名字，松爷爷变得不太愿意与别人交往了。

花奶奶倒是越来越爱唠叨了，刚刚向别人问过的问题，转眼间就又要再问一遍，常常会把一件事情翻来覆去地说上好多遍。

老两口的交流，有时仅仅是在自说自话，能够共同讨论一件事情的时间比以前减少了很多。

嘚不嘚医生的嘚不嘚：

在这两个故事中，松爷爷和花奶奶好像都是出现了说话的问题，一个是什么都不会说也懒得说了，另一个则是唠唠叨叨地说起来没个完。但是，在这个语言问题中，我们也可以同时捕捉到记忆障碍和注意障碍的影子。

如在这个故事中，花奶奶的唠叨和反复问类似的问题，有可能是由于她把自己刚刚问过的问题和刚刚得到的答案都忘记了，于是重复了一遍，可是在重复了一遍之后就又被奶奶立刻忘记掉了，于是奶奶只好再次地重复一遍……而爷爷奶奶的自说自话呢，则可能是由于他们都在关注着自己正在思考的事情，根本没有留意到对方正在说话，或者说了什么，也有可能是不能记住和理解对方的语言。

故事23：物品分类困难

快过年了，老同事赵爷爷全家来看望松爷爷和花奶奶，给爷爷、奶奶带来了很多礼物，有茶叶、哈密瓜、红酒、足浴盆、放大镜、香皂、按摩球、火龙果、猕猴桃、橙子、木瓜、草莓、葡萄、福字、对联、香油等。奶奶正在参加夕阳红旅游，还要过两天才能回来。

松爷爷打电话给蛋蛋妈："老赵给我拿来好多东西，都怎么办呀？"

蛋蛋妈："都什么东西呀？"

松爷爷："有水果，好多水果。还有用的东西，还有酒。"

蛋蛋妈："都什么水果呀？"

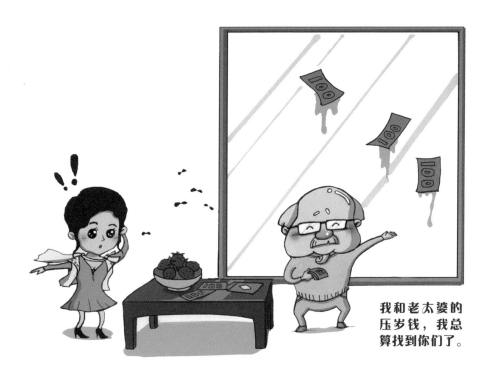

我和老太婆的压岁钱，我总算找到你们了。

松爷爷："橙子，葡萄……猕猴桃……木瓜……"

松爷爷说得越来越慢，指着一大堆的水果，只见嘴动，不闻出声。

蛋蛋妈："把用的东西和酒放到柜子里吧，水果放到冰箱里，别不新鲜了。"

说完，就挂断了电话。松爷爷仍然举着电话，指着水果，动着嘴。

蛋蛋妈回到家里时，看见了一堆发了霉的草莓，问松爷爷："爸，这是哪来的草莓，怎么都发霉了？"

松爷爷："是前两天老赵拿来的。"

蛋蛋妈："啊？您没告诉我还有草莓呀。"

松爷爷着急地说："还没等我说完呢，你就把电话挂掉了，还有好多水果我都没来得及说呢。"

蛋蛋妈打开冰箱时，大吃一惊，发现放大镜、香皂、对联都被爷爷当作水果放进了冰箱。对联已经被压得皱成一团，在对联旁边，居然还发现了一个精致的红包，里面装着800元钱。蛋蛋妈把这些不应该出现在冰箱里的东西拿了出来，爷爷看到那个红包后如获至宝、笑逐颜开："总算找到了，我着急了好几天啊，这是老赵儿子送给我和老太婆的压岁钱。"松爷爷从红包里掏出结满水珠的800元钱，心满意足地一张一张贴在窗户玻璃上，晾晒着。

唠不唠医生的唠不唠：

这是抽象思维能力下降的表现，不能发现事物在本质上的相同点。

故事24：叫不出熟人的名字

花奶奶家买了一个烤箱，与隔壁刘奶奶商量好，晚上请刘奶奶来家里做客，向刘奶奶学习如何做烤面包和烤牛排，然后共进一顿西式晚餐。

花奶奶拌了水果沙拉和蔬菜沙拉，拿出红酒，铺上英式方格桌布，在刘奶奶借给她的烛台上，点燃了几支彩色蜡烛。一切准备妥当，花奶奶让松爷爷去请刘奶奶。松爷爷敲开了刘奶奶家的房门，在门口呆立了好几分钟，也没能叫得出来刘奶奶的名字，最后有些尴尬地跟刘奶奶说："唉，唉，你，跟我去我家。"弄得刘奶奶十分不高兴，心里想：我老太太有名有姓一辈子了，怎么今天就变成了"唉"和"你"了，不喊我刘大美女也就罢了，怎么也该喊我一声老刘太太吧，这老头儿还没有他家小孙子懂礼貌呢，蛋蛋每次见到我，都会"刘奶奶""刘奶奶"地喊个不停。

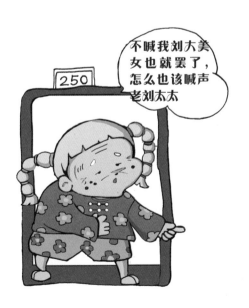
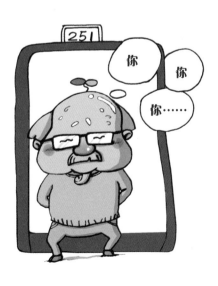

故事25：说话不被理解

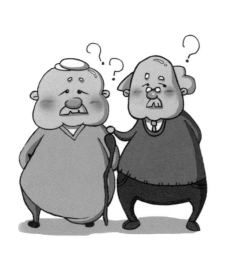
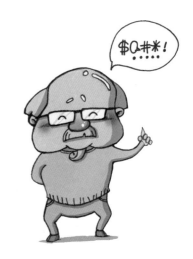

每到傍晚时，松爷爷会和很多老同志坐在小区楼下的公园里闲聊，松爷爷发现，最近好像大家都不太愿意和他说话了。松爷爷因此很奇怪，想让蛋蛋爸帮他去打听打听原因。

松爷爷的一个老朋友告诉蛋蛋爸，并不是大家不愿意与松爷爷聊天了，而是因为最近松爷爷说话不仅越来越慢，而且时断时续的，更重要的是，大家越来越听不懂松爷爷的话了，大家常弄不清楚松爷爷想要表达的是什么，所以也就没有办法接着他的话题聊下去了。

比如昨天他们闲聊时，松爷爷的原话是这样的："我儿子领我去……，有个……，……那个家伙可真太大了，有点吓人啊，我这辈子都没有见到过，可……了吧？哈？是吧？……你们说是不是？"大家都不知道该如何回应他，后来老张家的鸽子群飞过来，我们就接着聊老张家养的鸽子了，松爷爷就不太高兴地离开了。

唠不唠医生的唠不唠：

这是口语表达的障碍，即表现为不知道如何通过说话来表达自己的想法。老人要么只能说出单个的词语，要么语言无序、杂乱、颠三倒四，要么在找不到合适的词语时，只好不说或乱说，以至于词不达意，不能被理解。

口语表达的障碍将使老人出现明显的社交困难，同时也会明显影响老人的心理健康，使老人变得害羞、丧失自信、懦弱、退缩、脱离社会，甚至出现心理问题。

这种心理上的不自信、退缩，表现在行为上，可以看到的是老人在回答问题时，总要不自觉地向家人寻求答案，或者自己的答案需要得到家人的最终肯定，才能放心地认定自己的回答是正确的。老人不愿意独自去购物，可是如果有家人陪伴，又会很愿意去。因为害怕被单独留在家里，会到处寻找配偶或子女，如果看不到他们，就会感到很不安。旁边有人时，走路会变得像要摔倒一样，在没有人时反倒走得还好。

故事26：书写困难

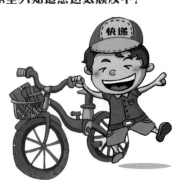

家里人知道您这么顽皮不？

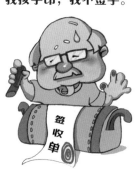

我按手印，我不签字。

战友从老家寄来了土特产，快递员上门送货，爷爷高喊着"老太婆，好吃的来了，快跟我冲啊，嘀嘀……嗒嗒……嘀嘀……"端枪一样端着扫帚，以冲锋的速度冲到了门口。年轻的快递小哥张开手臂护住邮包，惊诧地望着松爷爷，思量着这爷爷是不是要用他的扫帚打劫我的邮包啊！

快递员需要爷爷在签收单上签上名字，以表示收到了邮件，可是爷爷拿着快递员的笔，在签收单上画了好一会儿也没把自己的名字写上去，而是画了一个圆圆的圈，然后飞奔进屋里，拿来了花奶奶的口红，把口红涂到手指上，在应该签字的位置按上了自己的手印。还跟快递员解释说，只有手印是不能作假的，比签字好得多，弄得快递员哭笑不得，也只好作罢，无奈地看着爷爷给他画的押，离开了。边离开边嘀咕着："这老爷爷，您又不是王羲之，连个签名都舍不得给，您家里人知道你这样顽皮不！"

唠不唠医生的唠不唠：

这是书写障碍，表现为不会用书面的形式表达自己的想法，如不会写信、不能写便条。语言障碍还可以表现为其他的形式，如"听不懂""读不懂"。

故事27：不能按照天气选择衣服

终于盼来了一场大雪，爷孙俩兴高采烈地去庭院里堆雪人、打雪仗，在零下27℃的天气里，蛋蛋和爷爷都只穿着单薄的家居服，在雪地上滚作一团。蛋蛋妈赶紧把他们拉进了屋里，松爷爷很不高兴，埋怨蛋蛋妈耽误了他领孙子玩雪，没等蛋蛋妈帮他们穿好棉衣，他们就又要溜回到雪地里面去。

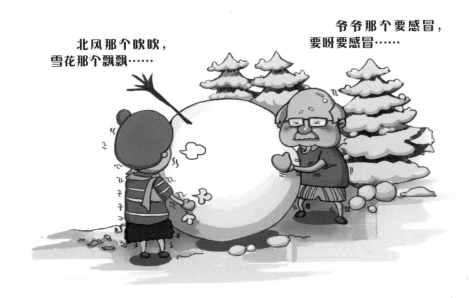

故事28：系错纽扣，穿反鞋

每天早上起床后，花奶奶都要督促松爷爷洗脸、刷牙、穿衣，否则，松爷爷就会一整天不洗脸、一整天不刷牙。松爷爷的动作比以前缓慢了许多，有时穿衣服系不好纽扣，或者系错扣眼，有时把左脚的鞋带系到了右脚的鞋上，穿衣服也总会将里外穿反，甚至偶尔会把毛衣穿到外衣的外面。

嘚不嘚医生的嘚不嘚：

这些看似简单的日常生活技能，是需要多种认知能力参与才能完成的，如记忆、注意、视空间关系识别、思维执行能力等，这些能力障碍的最终结果是日常生活能力的下降。

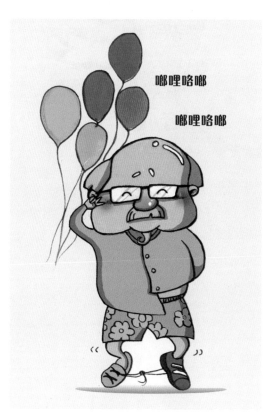

日常生活能力下降也是一个渐进的过程。

在最初的时候，可能只是难以完成稍复杂一些的家务劳动，如：不能整理好房间和院子，不能清洗车辆，不会使用摄像机，不能做饭烧菜，但是还可以加工买回来的半成品菜。

然后，简单一些的工作也不再能胜任，如：不会使用吸尘器、照相机，不会乘坐公交车，不会接听电话。

此时，老人会因此逐渐懒于做任何家务，在被要求做家务时，会推说不爱做、麻烦、累了、明天再做，甚至厌烦、发脾气。为逃避公交车换乘的困难，外出时会改乘出租车。

到了最后阶段，才是前述故事中所述及的各种自我料理活动也都不能自己完成了。

此时，老人可能表现为非常固执地只按自己的方式行事，因为他已经不会使用其他更优的方式了。也可以表现为长期不换衣服、不洗澡，因为换衣服、洗澡对于他来说，已经复杂得难以完成了。

故事29：不会使用碗筷，不会自主进餐

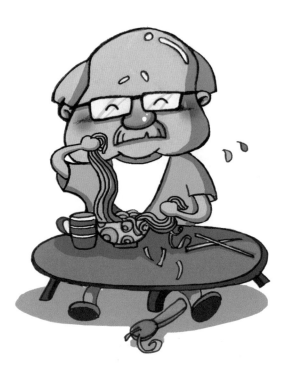

松爷爷使用筷子不再灵便了，吃饭时需要花奶奶帮助，渐渐地不会使用筷子了，而是喜欢用勺子来替代。

后来，松爷爷不知道要自己去夹菜，总是在花奶奶把食物放到他面前的盘子里之后，才知道去吃。

再后来，松爷爷连勺子也不会用了，双手成了松爷爷最好用的餐具，用手抓着食物才能吃到。

唠不唠医生的唠不唠：

吃饭这件简单的事情，同样需要很多认知能力作为支持，所以对痴呆老人来说，能够吃好一顿饭并不是一件容易的事情。

在餐具的使用方面，多数老人首先表现为不会使用筷子，有时很有趣地表现为在餐桌上吃饭时会使用筷子，把饭菜拿到书桌上时，就不仅不会使用筷子，甚至连吃饭都不会了。

如果食物的大小、形状不合适，也是会影响到老人进餐的。如在把一个花卷放在老人面前时，他表现得手足无措、无从下手，但是把花卷掰成小块，他就知道怎样吃了。还有的老人拒绝吃排骨，

可是如果把排骨里面的骨头剔除，他们又会吃很多，应该是他们不知道该如何取出骨头，所以就不吃了。

这时，我们会不会觉得老人们实在是太懒惰了，连骨头都懒得去剔，或者领老人们去看医生，向医生述说他们家的老人最近食欲特别不好，很多以前喜欢的食物，现在都不吃了，询问医生他家的老人是不是胃肠出问题了呢？

故事30：不能摆放餐具

中秋节到了，全家人聚在一起吃团圆饭，蛋蛋妈做好了饭菜，让松爷爷帮忙去摆餐具。过了15分钟，蛋蛋妈发现餐桌上一副碗筷都没有，到客厅里来找松爷爷，发现碗筷都被松爷爷摆到了巴掌大的茶几上。

又过了几年之后，松爷爷甚至把碗筷摆到沙发上去了。

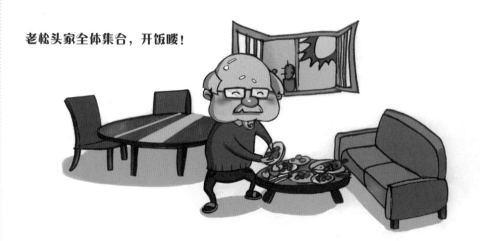

老松头家全体集合，开饭喽！

故事31：房间杂乱，没有清洁感

爷爷、奶奶对家务的料理能力明显地下降了，蛋蛋妈每周都需要去帮助他们打扫房间，最近几次回家后，发现家里比以往更凌乱了许多。

原本放在橱柜里的瓶瓶罐罐，都横七竖八地被扔在厨房的台面上。在花奶奶刚刚洗好的碗碟上，竟然还遗留着没有被洗干净的饭粒。

蛋蛋妈心中不悦：松爷爷、花奶奶每一天都是没有什么重要事情要做的，怎么这一点点的小家务都不自己做一做，一对干净整洁的老人怎么就变得这样邋里邋遢了呢，害得我白天要辛辛苦苦地工作，晚上这一点点仅有的、宝贵的休息时间，还要用来打理这些简单得不能再简单的家务琐事。

可是，后来蛋蛋妈发现，爷爷、奶奶并不是自己不努力打理厨房，而是他们已经不知道用过的东西是应该放回到原处的，也不知道如何把厨房里各种各样的小东西整理好了，而且，他们根本辨别不清楚餐具的清洁与否，有时会把已经刷洗得干干净净、还没有被使用过的餐具重新再刷一遍，而不干净的餐具即使放在水槽边，也不知道那是需要在清洗之后才能再次使用的，甚至拿着它们去盛饭了。

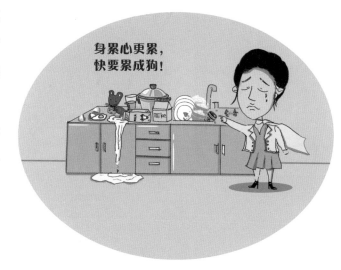

身累心更累，
快要累成狗！

故事32：化妆不适当，服饰不合理

蛋蛋妈来接花奶奶去参加侄女的结婚庆典，嘱咐花奶奶要在家里提前打扮好，可是蛋蛋妈来接花奶奶时，发现花奶奶不仅把自己的脸画得比京剧脸谱还要夸张许多，而且衣裤、鞋帽、配饰的搭配也明显地不能被大众所接受。

唠不唠医生的唠不唠：

这几个故事都是日常生活能力下降的表现。大多数日常生活能力的维持，都需要有相对完好的思维和执行能力。思维能力和执行能力在任务的完成过程中，存在着明显的相互联系。

思维执行能力的下降表现为，不能恰当地设立目标、完成计划，不能将包含了多个环节的一件事情或一系列事情谋划处理妥当。如：花奶奶不知如何打扮自己、整理不好厨房，松爷爷摆不好

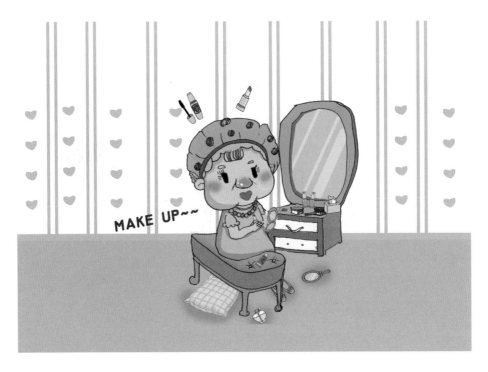

碗筷。

　　思维执行能力下降也表现为判断、比较能力不足，不能辨别事情的真伪，不能透过现象看到本质，从而不能做出正确的决定。此时，老人会随意购买上门推销的、电话里推销的、电视报纸上宣传的价高质劣，甚至根本没有用的东西。会给服务员不必要的高额小费，或给照料者不必要的过重酬劳。曾经有一位老人，把自己的房产过户到了刚刚上岗不到1周的护理员的名下。

故事33：不认识名人、亲人和朋友

老两口闲来无事翻阅家里的旧照片，翻到了在蛋蛋出生不久时，蛋蛋爸妈抱着蛋蛋与松爷爷、花奶奶的合影。

松爷爷："他们是谁呀？怎么和我们一起拍照啊？"

花奶奶："他们都是我们的孩子呀，你怎么不认识他们了！"

松爷爷怀疑地说："是吗？是吗？是这样的吗？真的是这样吗？原来是这样啊！"

松爷爷指着蛋蛋说："这个小东西是谁呀，像个会笑的小肉丸，我们哪里有这么小的孩子啊？"

嘚不嘚医生的嘚不嘚：

对于这种现象的原因，我们首先想到的自然是记忆问题，但是除了记忆障碍之外，还可以把知觉障碍作为原因之一。存在知觉障碍的老人，即使视觉正常、记忆也并无大碍，仍然不能识别熟悉的

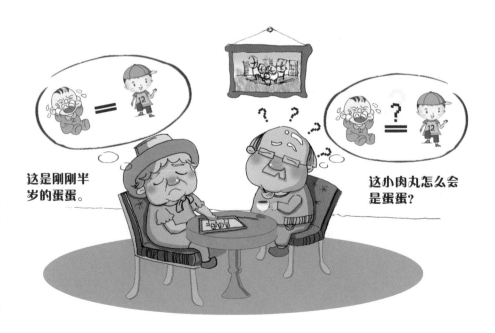

这是刚刚半岁的蛋蛋。

这小肉丸怎么会是蛋蛋？

痴呆原来可以很快乐

面孔，即面容失认，面容失认是知觉障碍的一种。

　　知觉障碍是指大脑对感觉的整合能力出现了问题。它包括很多复杂、各异的表现，如：手摸到钥匙时不知为何物，看到钥匙就认识了。看到了苹果，却不认识，吃一口才知道是什么。不能正确识别男女卫生间的标志，使用异性卫生间。不认识自己的家，即使在家中，仍然收拾东西要求回家。躺在床上时，下肢活动良好，但是却不能站立、不能行走。上肢可以自如活动，却不能穿衣服。一侧肢体虽然瘫痪了，但是另一侧正常的肢体也不能完成动作。在医生指导下能活动瘫手，在没有医生指导时，不能主动做任何动作。从瘫痪侧接近老人并打招呼时，老人视而不见。在轮椅撞到了门柱或撞到了人时，却不知道轮椅为什么停下来了。瘫手卷入轮椅的辐条中，却不自知。只阅读书报左侧或右侧的文字，对另一侧文字视而不见，进餐时也只吃盘子一侧的食物。搞不清自己因患病而住院了，却吵着要回家。即使瘫痪或骨折了，也不理解为什么自己不能走路了，而是试图站起来行走。

故事34：情绪呈戏剧性变化

花奶奶平时去接蛋蛋放学，每次都是20分钟就回来了，可是今天，28分钟过去了，还不见花奶奶领着蛋蛋回来。松爷爷一遍又一遍地趴到窗台上去看，在屋子里急得团团转，满脸冒汗，嘴里念念有词："完了，一定是老太婆被车撞了，或者孙子有病了，要么就是老太婆和孙子一起被撞了。这可怎么办呀，怎么办呀，儿子出国了，媳妇出差了，没人去救他们了。完了，完了，再也看不到老太婆和小孙子了……"说着说着，伤心起来。花奶奶回来时，看到松爷爷正坐在地板上哇哇大哭，鼻涕、眼泪抹得满脸都是。

松爷爷正在专心地抹着鼻涕和眼泪时，突然看到蛋蛋出现在他面前，欢蹦乱跳的样子与平时并没有什么不同，再朝门口望去，看到花奶奶站在那里，正在放下蛋蛋的大书包。松爷爷立刻破涕为笑，从地上一跃而起迎上前去："哎呀呀，我的老太婆，你怎么才

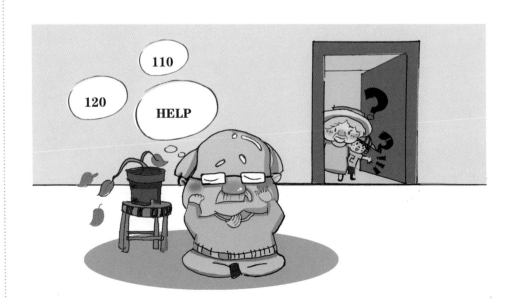

回来呀，吓死我了，吓死我了。磕到了没有啊？碰到了没有啊？我还以为再也看不到你了呢，也看不到蛋蛋了，蛋蛋也没有事吧。"说着说着又伤心起来。花奶奶说是由于与蛋蛋的老师唠了几句嗑，所以才耽搁了一些，松爷爷心有余悸地重复着："噢，是这样啊，是这样啊，原来是这样啊。"

唠不唠医生的唠不唠：

这是一种精神行为异常。老人会因为一些很平常的事情就感到过度紧张、坐卧不安、恐惧，或有大难临头之感，甚至因此哭闹不止或发怒。当注意力被另一件喜欢的东西或喜欢做的事情吸引之后，又会立刻忘记刚才的烦恼，情绪从刚才的悲伤状态迅速转变为欢喜状态，立刻高兴得破涕为笑，而眼泪和鼻涕还都挂在脸上，没有来得及被擦去。

故事35：怀疑得了不治之症

松爷爷怀疑自己得了不治之症，最近总是抱怨不是这疼就是那难受，总跟花奶奶唠叨自己活不了多长时间了，需要交代后事了。

一次，蛋蛋爸正在上班的时候，松爷爷给蛋蛋爸打电话，说心脏难受，上不来气，要不行了，蛋蛋爸赶紧把松爷爷送到医院，结果医生说松爷爷并没有什么问题，只是精神有点紧张。

还有一次，在深更半夜的时候，花奶奶又给蛋蛋爸打电话，说松爷爷头痛，抱着头缩在床上，哼哼个不停。蛋蛋爸飞速赶来，去医院后医生还是说松爷爷的身体没有什么问题，看过病后，松爷爷的头神奇地一点儿都不痛了，昂首阔步地走回了家。

一段时间以来，蛋蛋爸最害怕的事情就是接到家里的电话和听

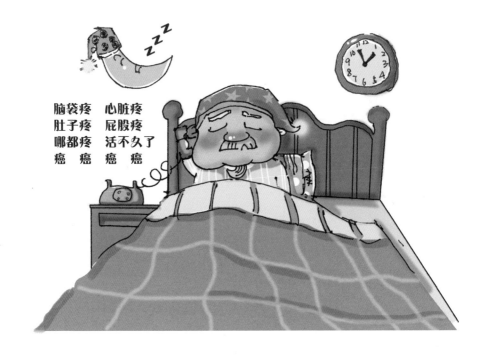

到松爷爷有病的消息，特别是半夜时的电话铃声，对于蛋蛋爸来说无异于午夜凶铃。而每次的就诊，都无一例外地以松爷爷并无大碍而告终，全家人虚惊了一场又一场，都被松爷爷折腾得筋疲力尽。

蛋蛋爸十分困惑，于是，蛋蛋爸和蛋蛋妈给松爷爷预约了一次全面的身体检查。检查后医生还是说松爷爷只是动脉硬化而已，没有其他躯体疾病，但是建议蛋蛋爸陪同松爷爷去心理科看一看，看看松爷爷是否出现了心理问题。

唠不唠医生的唠不唠：

心理问题是一种很常出现的老年问题，出现机会并不少于青壮年人，而且往往容易与心绞痛、胃病、神经痛等各种各样的躯体疾病相混淆，需要引起老人和家属的足够重视。如果医生建议老人去看看心理门诊，那么老人和家属对医生的建议不要过于排斥，或者过于自信地认为我家老人是根本不可能出现这方面问题的。

抑郁障碍、焦虑障碍、抑郁状态、焦虑状态是老人常见的心理问题。在此，不做细致划分，仅从常见症状的角度，笼统称之为抑郁、焦虑。

老年人抑郁、焦虑的表现不仅多种多样，而且极不典型。

首先，抑郁、焦虑可以表现为情感、行为异常。如：没有交谈愿望；淡漠、表情僵硬、呆板、流泪、哭泣、悲伤；对平时喜欢做的事情失去热情；对周围的一切不再感兴趣；对生活感到空虚、厌倦；不做家务；总是回忆令人沮丧和忧愁的事情；因摆脱不了一些毫无意义的想法而感到烦恼；感到自己处境不好，得不到帮助，对未来丧失信心；不能放松，过度紧张，甚至发抖；经常会因为一些不足挂齿的事情而突然发怒；认为任何人都比自己强；觉得自己糊涂了，但是如果被别人说到"老糊涂了"，就会很生气；自虐的话增多；认为自己是应该受到惩罚的坏人；认为自己是家庭的负担，活着没有意义；如果没有自己，家庭会更好；感觉还是死了好；说"想死"。

其次，抑郁、焦虑也可以表现为躯体疾病的症状。如胃痛、胸痛、腹痛等身体各部位的疼痛，还可以有心跳加快、出汗等其他表现。

另外，抑郁、焦虑还常表现为难以被理解的、千奇百怪的其他感觉。如胃内翻腾感，气泡在脑袋里升降或乱串的感觉，等等。

由于大众对精神心理科学的了解不充分、对老人心理健康的重视相对缺乏以及老人和家属们避讳就医的传统心态，使得老年人的精神心理问题不容易得到及时而正确的诊断和系统而正规的治疗，这不仅影响了老人的生活质量，而且也必然殃及家庭和社会。

故事36：脾气、性格改变

爷爷想看报纸，报纸拿到手里却忘记了拿老花镜。

松爷爷："老太婆，快把花镜给我拿过来，我要看报纸。"

过了一会儿，花奶奶颤颤巍巍拿来了松爷爷的老花镜。

松爷爷对花奶奶

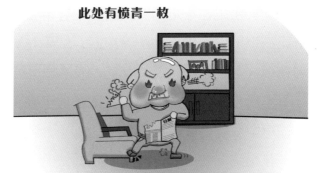

此处有愤青一枚

现在的年轻人啊，不像话！
现在的交通啊，不像话！
现在的物价啊，不像话！
现在啊，什么都不像话！

骂道："不中用的老太婆，拿个东西也要这么久，一天天的什么都做不好，简直快成废物了，饭倒是吃得不算少。"

花奶奶伤心地哭了，松爷爷以前的性格并不是这样的，松爷爷是一向对待奶奶极好的，也不知道最近是怎么了。

近一年来，松爷爷跟邻居们时常发生口角，居然在进小区大门时因为谁先走谁后走的小事与刘奶奶争吵起来。花奶奶觉得松爷爷变了，变得自私而不讲道理了，对自己也不如以前那样好了。

唠不唠医生的唠不唠：

脾气性格的改变也是痴呆常见的临床表现之一，这部分症状在痴呆的任何时期都可以出现，但是，在中、晚期更常见。并不是松爷爷变得自私了，只是他的头脑更不好用了。

故事37：藏匿或破坏

花奶奶的老花镜不见了，松爷爷说他没有看到。

一天夜里，花奶奶听到厨房里有声音，去厨房查看时发现松爷爷正在那里鬼鬼祟祟地翻着东西，结果花奶奶在冰箱里发现了她的老花镜，可是镜片已经破碎了，眼镜腿也折断了。

再后来，花奶奶还在橱柜里发现了她丢失已久的袜子，蛋蛋爸在被褥里发现了发了霉的蛋糕。

花奶奶问松爷爷这些是不是他做的，松爷爷却不承认这是自己做的。可是，平时家里只有松爷爷和花奶奶两个人，那些东西不是松爷爷藏的，就是花奶奶藏的，应该不会再有第三种可能。

嘚不嘚医生的嘚不嘚：

这个故事涉及两方面的问题。一方面，是藏匿和破坏的问题，老人会把自认为重要的东西，藏在自认为安全的地方，并因此被认

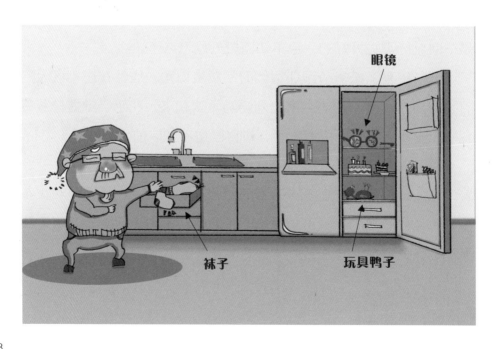

为行为古怪。这种行为的发生，与当时老人的思维状况有关，形成的原因是多方面的。另一方面，松爷爷和花奶奶都否认自己曾经做过这些藏匿和破坏的事情，可能的原因是他们确实记不得自己曾经做过这些事情了。是不是家属的解释会与此有所不同，会不会有家属会认为老人们是因为不敢承认自己犯下的错误而在说谎呢，虽然这种可能也并不是完全没有的。

故事38：怀疑被偷窃

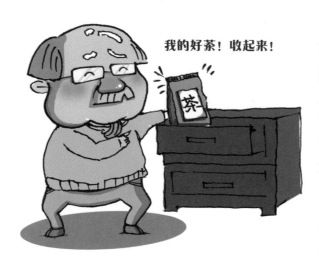

我的好茶！收起来！

松爷爷把茶叶放在了抽屉里，第二天就忘记了。问花奶奶："老太婆，是不是你把我的茶叶偷去送给别人了？怎么茶叶不见了？"松爷爷在屋子里到处翻找着。

唠不唠医生的唠不唠：

妄想是痴呆老人常常会出现的表现之一，更容易出现在痴呆的中期和晚期，这也是一种精神行为异常。有时老人因被误认为患上了精神疾病，而被送去了精神病医院。

妄想的形成常以一些确实存在的事实为基础，如在这个故事中，松爷爷"没有找到茶叶"就是一个事实，只是这个事实引起了松爷爷的误解和怀疑，怀疑是花奶奶拿走了他的茶叶。如果不以适当的方式矫正和消除松爷爷刚刚

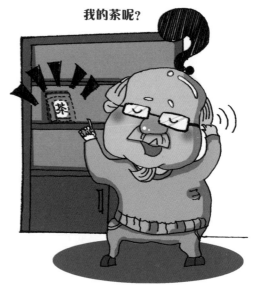

我的茶呢？

产生的怀疑，那么，这种怀疑将在不断的重复中逐渐加深，直至最终演变为坚定不移的妄想："就是花奶奶偷走了茶叶！"

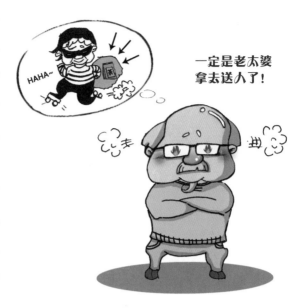

一定是老太婆拿去送人了！

可是，老人最初的怀疑，是不一定主动地被表达出来的。这种不表达的原因，可能是由于处事的习惯，可能是因为语言表达的障碍，也可能追溯为社会支持的不足，即找不到合适的、认知正常的人可以聊一聊这件事。于是，对花奶奶偷窃茶叶的怀疑，被松爷爷在头脑中逐渐加工整理成一个带有偷窃细节的"偷窃事件"，并循环往复地播放着。如果随后出现了其他东西的"丢失"，也将会被松爷爷"顺理成章"地导演编排进"偷窃事件"，形成一部连环偷窃剧，这时老人或许还是不表达的。直至某日，松爷爷指着花奶奶怒目大吼："就是你！偷了我的……"直到此时，家属或许刚刚惊诧地意识到，老人的思维竟然在"突然之间"出现了如此严重的问题。

故事39：背叛妄想

松爷爷感冒住院了，在住院期间，花奶奶每天都来陪伴松爷爷，到晚上天快黑的时候才回家。在邻床住的是刘爷爷，刘爷爷性格开朗，跟谁都爱搭上几句话，每天都会和花奶奶唠唠家常，松爷爷总是因此而噘高了嘴巴，极不高兴。

有一天，刘爷爷的孩子送饭晚了，刘爷爷有糖尿病，因为没能按时吃上饭，有了一些低血糖的感觉，花奶奶就把给松爷爷送来的饭，分给了刘爷爷一半。从这件事之后，松爷爷好久都不搭理花奶奶，还说花奶奶跟刘爷爷关系不正常，怀疑花奶奶还跟其他人好了，到处与别人讲花奶奶对他如何不忠。花奶奶气得与松爷爷吵了一架又一架，花奶奶想不通，年轻的时候松爷爷和花奶奶是那么的恩爱，现在松爷爷怎么就变成了这个样子了呢。

每次蛋蛋爸妈回家，松爷爷、花奶奶都会争着向他们慷慨激昂地控告对方。蛋蛋爸妈一边要安慰花奶奶，说松爷爷是由于脑筋不

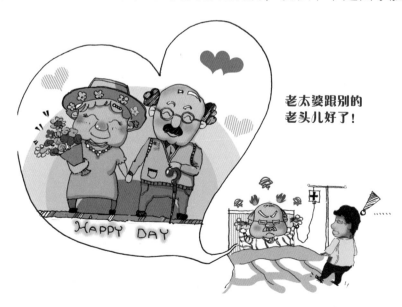

老太婆跟别的老头儿好了！

像以前好用了，才会这样的，一边还要劝导松爷爷，说花奶奶哪有跟别人好，花奶奶还是像以前一样，只跟松爷爷是最好的。蛋蛋爸妈每次回家都被弄得焦头烂额，对于蛋蛋爸妈来说，回家看望父母变成了一件想起来就会令人感到头痛的事情，变成了一个既必须去完成，又棘手无比的工作。

唩不唩医生的唩不唩：

老人们不要一味责怪儿女的不常回家看望，还是要理解他们的有苦难言，天下还是愿意孝顺父母的儿女多。他们一边要做好工作，一边要教育好子女，同时又要照顾好已经老去的父母，他们正处在人生中一个最"压力山大"的阶段。他们能够留下来给自己的时间，往往不足以用来充分地恢复他们已经透支的精力和体力，因此，在多数时间里，他们都处于身心俱疲、心力交瘁的状态之中。

故事40：被害妄想

松爷爷年轻的时候经历过时代变革，曾经被别人陷害。

最近松爷爷跟花奶奶聊天，怀疑以前与他关系紧张的孙爷爷一直在跟踪他，要对他进行诽谤和迫害。花奶奶说："老孙头已经去世一年多了，不可能跟踪你啊！"松爷爷回答："那跟踪我的那个人就是他儿子，老孙头去世前交代给他儿子了，让他儿子继续迫害我。"

过了一会儿，松爷爷很警觉地看着花奶奶说："你是谁，是谁派你来我家的，你离我远点，不然我对你不客气了。"说着就要推花奶奶出门，幸好蛋蛋爸下班回来了，才及时制止了松爷爷和花奶奶即将燃起的另一场硝烟！

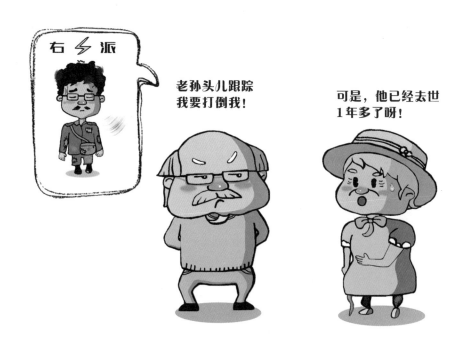

故事41：受虐妄想

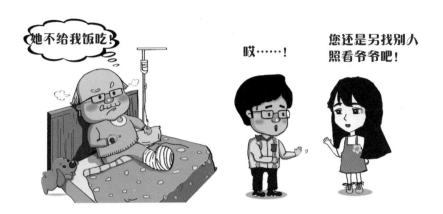

松爷爷跌倒、骨折了，花奶奶年纪大了，独自一人照顾松爷爷有很大的困难，蛋蛋爸请来了远房的小亲戚，帮助花奶奶照料松爷爷的饮食起居。

蛋蛋爸来看望松爷爷时，松爷爷偷偷告诉蛋蛋爸小亲戚不给他饭吃。最初几次，蛋蛋爸并没有在意，认为两家是亲戚，平时关系也不错，年轻人做事粗心是有可能的，但是照顾得再不好也不至于不给饭吃的。可是，同样的话松爷爷已经说了很多次，蛋蛋爸也多少有了一些怀疑，于是小心翼翼地向小亲戚了解情况。小亲戚说："怎么会这样啊，我每顿饭都是不辞辛苦地给爷爷奶奶做新鲜饭菜，每次爷爷都吃得不少，而且赞不绝口，说我做的饭比奶奶做的可好吃多了，还说要是我哪天走了，他们老两口可怎么办呀。怎么在背后就能说我不给饭吃呢！再说了，叔叔您自己想一想，我来照顾爷爷已经有两个月的时间了，如果真是像爷爷说的那样，您让奶奶看看爷爷现在的气色，比我刚来的时候好了有多少，体重也能增加了有5千克吧。虽然我们是亲戚，这活我也不能再干了，您还是再请别人吧。吃饭这件事情还说得清楚，将来如果哪天爷爷说我在饭里下毒，或者家里丢了东西也说是我偷的，我可受不了。我照顾老人没准还把我自己都照顾到监狱里面去了，这活我可不敢再干了。只听别人说过，照顾老人不容易，当时我还没相信，觉得都是自家亲戚，只要我尽心尽力，哪里会有那么多的说道，现在看来，人家说的话是一点儿都不错啊。"小亲戚生着气，当天就收拾行李离开了。

没有人照顾松爷爷了，松爷爷却仍然心情平静地看着电视、玩着健手球，完全体会不到家里缺少了小亲戚的帮助，即将陷入怎样的困境。蛋蛋爸看着松爷爷，心情极其糟糕，感到既无助又无奈，预测不到将来还会发生怎样的事情。

后来，松爷爷又跟蛋蛋爸说蛋蛋妈偷他的钱、隔壁刘奶奶说他的坏话……，好在自上次的小亲戚辞职事件之后，大家都知道了松爷爷的头脑不大好使，也就没有人再与他过多计较了。

唠不唠医生的唠不唠：

妄想有着不同的表现。包括妄想在内的各种精神行为异常，都会给痴呆老人的家属和照料者带来极大的心理伤害，对痴呆老人的照料也因此成为一种使人心力耗尽的艰苦劳动。

在目前的状况下，痴呆老人能够得以就诊，经常是由于老人出现了各种各样难以处理的精神行为问题，家属和照顾者认为他们已经不再有能力继续照顾好他们的老人了。但是，即使在此时送老人去医院就诊，治疗效果也已经大打折扣了。

在精神行为异常出现之前，老人一定已经存在了持续时间不短而且被忽略了的痴呆历史。所以，如果家里有认知障碍的老人，还是应该尽早就诊治疗的，精神行为症状的推迟出现，可以为家庭保留更多的安静祥和的时间，这也无疑提高了老人自身的生存质量。

故事42：幻觉

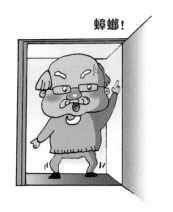

蟑螂！

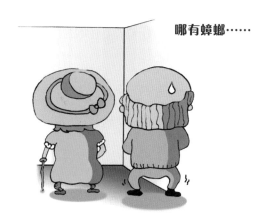

哪有蟑螂……

晚餐前，松爷爷惊慌地朝花奶奶喊："老太婆，老太婆，不好了，咱家有蟑螂了，都在卧室棚顶上，有好几只，黑黑的大蟑螂，还长着翅膀。"花奶奶觉得奇怪，家里从来没见过有蟑螂，蟑螂在大白天还能爬到棚顶上去？花奶奶跟随松爷爷走进卧室，看看卧室的天花板，没发现跟平时有什么不同，也没见有什么蟑螂。花奶奶跟松爷爷说："哪有蟑螂？老头子，你今天又闹什么妖。"

晚餐准备好了，花奶奶发现松爷爷并不在屋里，而是在窗外走来走去，花奶奶走到窗前，问正在窗下低头徘徊的松爷爷："老头

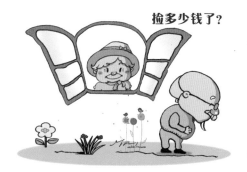

捡多少钱了？

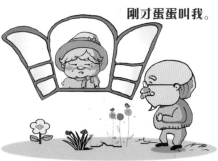

刚才蛋蛋叫我。

子，你干什么呢，捡到多少钱了，够不够我俩明天买早餐的？"松爷爷说："蛋蛋喊我，让我跟他玩，我就出来了，可是怎么找不到他了呢，这小东西藏哪儿去了。"花奶奶气得说："回来吧，回来吧，今天是什么日子啊，你这老头子怎么一出又一出地闹妖啊，孙子还没放学呢，在哪喊你跟他玩呢。今天你耳朵倒是挺好使，也不耳背了。"

嘚不嘚医生的嘚不嘚：

如果老人三番五次地去同一个地方徘徊，可能会有其中的原因，如在这个故事中，松爷爷就是因为出现了幻听才出去找孙子。

有一种现象叫作"黄昏综合征"，也被称为"日落现象"或"日落综合征"。就是在傍晚或晚上的时候，老人会显得更加烦躁、坐立不安、来回走动、大喊大叫，或者像松爷爷这样出现幻觉。这种现象也容易出现在入睡前和刚刚醒来的时候。

故事43：多梦、梦魇

最近松爷爷睡眠不好，总在夜里大喊大叫，几乎每天晚上在睡梦中的喊叫都会把花奶奶吵醒，可松爷爷自己却不知道：

"火车开过来了，要开进屋子里来了！"

"日本兵杀进来了，要把全村人都杀光，大家快躲起来！"

"屋顶上有老鼠，快打！快打！"

"墙角那个人，你别过来，别朝我招手！"

"儿子，媳妇，有人跳窗户进来偷东西啦！去拿铁锹把他打跑！"

喵不喵医生的喵不喵：

老人的睡眠问题包括入睡困难、睡眠时间缩短、片段样睡眠、早醒、多梦、昼夜颠倒等。只要老人在白天并没有精力不足的感觉，一般不需要过多干预。即使问题比较严重，也需要首先从调整老人的起居习惯着手，而不是简单地使用镇静安眠类药物。

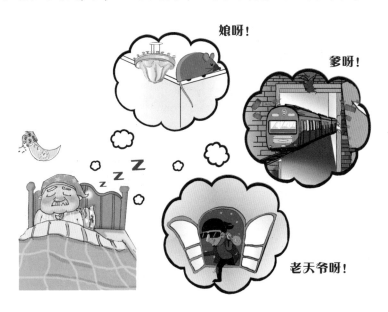

娘呀！

爹呀！

老天爷呀！

故事44：拾垃圾，藏污纳垢

松爷爷和花奶奶在院子里散步，在他们走过去之后，听到院子里有人在窃窃私语地议论着他们。

路人甲："快看，快看，那个老太太，就是我昨天跟你提到的那个捡破烂的老太太。什么东西都往家里捡。"

路人乙："是吗？她家里穷吗？看起来不像没钱的样子啊。"

路人甲："不是因为没钱，捡的破烂从来没看到她家卖过，好像不是为赚钱才捡破烂的。"

路人乙："那捡破烂干吗呢，多脏啊。"

路人甲："不知道。我好奇，有一次借机会去她家看了看，哎哟，她儿子给她买的150平方米大房子，到处都是破烂，烂袜子破棉被、竹篮铁丝塑料筐、折了腿的八仙桌，什么都有。前两天，我

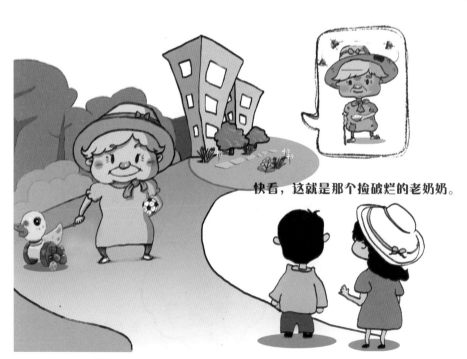

快看，这就是那个捡破烂的老奶奶。

那只连废品收购站老王都不要的、碎得只剩下一个底子的搪瓷瓶子，居然也被她捡回去了！""她家那么大的房子，真是可惜了，不知道捡回去的什么东西发霉了，一股怪味。""我问那老太太收集这些东西要干嘛用啊，她说那些东西都有用，都是好东西。"

唠不唠医生的唠不唠：

上述的作为也属于精神行为异常。

故事45：护食

松爷爷对红烧肉的钟爱程度又升级了。家里每次做红烧肉时，松爷爷都会把所有的红烧肉吃得一块不剩。即使吃不下了，也不给任何其他人吃，总是要藏起来，留到自己下顿饭时接着吃。有时即使放坏了，也不会给别人吃，就连他最喜欢的蛋蛋，也休想吃到一块。

唠不唠医生的唠不唠：

在这个故事中，松爷爷看起来变得比以前更加自私了，越来越抠门了，这种只按个人喜好做事，不顾及他人感受的现象，时不时可以在老人的行为中见到。我们也可以从积极的角度、以阳光一些的方式去理解这个现象，就是松爷爷只是由于年纪大了，没有更多的能力去照顾好别人，所以显得对自己的关注和照顾多了一些。

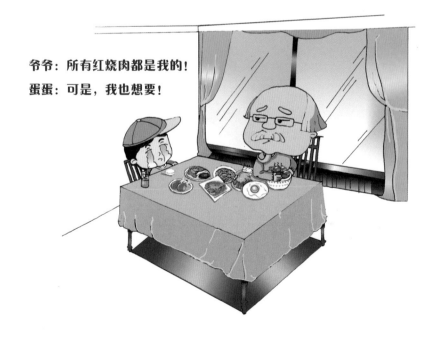

爷爷：所有红烧肉都是我的！

蛋蛋：可是，我也想要！

嘚不嘚医生对中度痴呆阶段的总结：

在这个阶段，老人们的各种认知能力下降得更为显著，对生活和社会事务的处理常需要辅助。

记忆严重缺损，可以记住过去非常熟悉的事情，但是对新发生的事情则会很快遗忘。

对时间的判断存在着严重困难，通常不能正确判断时间，也不能正确判断所处的地理位置和所见到的人。

在解决问题、辨别事物异同点方面存在着严重困难。

在社会交往中，难于做出正确的判断和决策。

不能独立进行室外活动，但是在陪伴下可以到室外活动。

仅能完成简单家务。

在着装、卫生、财务保管方面需要帮助。

爱好和兴趣非常有限。

可有精神行为异常。

这一阶段可持续2~8年的时间。

第四节　重度痴呆——提高幸福指数

　　松爷爷和花奶奶还保留着千疮百孔的残破记忆和漏洞百出的混乱思维，但是这些残存的东西实在不足以帮助他们去完成稍微复杂一些的事情。

　　尽管如此，松爷爷和花奶奶的心理感受能力却是明确地存在着的，他们有着自己的意愿，能表达自己的好恶，他们还能够像婴幼儿那样，通过观察别人的表情和肢体语言，辨识他们的友善与敌意，当然这种辨识有时也是有偏差的。

　　蛋蛋爸妈和蛋蛋，都在努力地让松爷爷和花奶奶时常拥有相对温暖、平和的心理感受，他们全家还去学习了如何让老人体会到开心、快乐的痴呆老人居家护理策略。

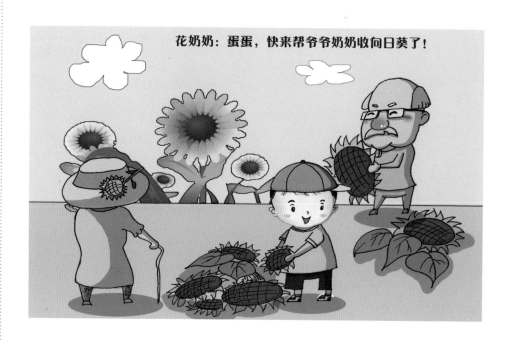

花奶奶：蛋蛋，快来帮爷爷奶奶收向日葵了！

故事46：忘记自己和子女

花奶奶去楼下散步，到了晚上8点还没有回家，全家人十分担心。原来花奶奶又找不到回家的路了，被过路人送到了派出所。

民警："老奶奶，您叫什么名字？"

花奶奶："我……，我不知道。我要回家。"

民警："您家住在哪里？"

花奶奶："我……不……知道，我要回家。"

民警："奶奶，您知道您家的电话号码吗？"

花奶奶："我要回家，我要回家，我要回家。"

民警实在没有办法，只能把花奶奶暂时安排在值班室休息，跟奶奶聊天。如果今晚始终没有人来认领花奶奶，明天就只好送到收容站了。

半夜12点到了，蛋蛋爸去派出所报案，派出所民警告诉他，在附近的另一个派出所，被送去了一个走失的老人。蛋蛋爸赶去那个派出所，见到了花奶奶，花奶奶却不肯跟蛋蛋爸回家，还告诉民警她根本就不认识这个人。

后来，蛋蛋爸取来了他和花奶奶的身份证、户口本，之后再次返回家里领来了松爷爷，最后不得不去请来了居委会主任做情况说明，民警才终于肯相信，蛋蛋爸确实就是这老太太的儿子。在蛋蛋爸领着花奶奶回家的时候，天已经亮了，蛋蛋爸的上班时间就快到了。

民警同志虽然也是一宿未睡，但是，能够帮助花奶奶找到家属，看着花奶奶一家人高兴地离开，也是一件让人开心的事，另外想到蛋蛋爸刚才语无伦次的辩解，更是觉得有趣。情急之下，蛋蛋

　　痴呆原来可以很快乐
CHIDAIYUANLAIKEYIHENKUAILE

奶奶，看谁来接您了！

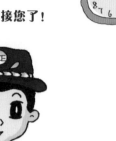

不认识啊。

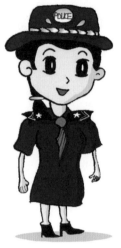

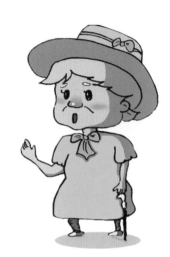

这是我家的户口本和身份证。

不行！

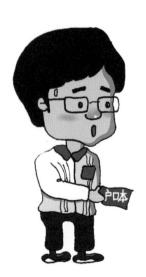

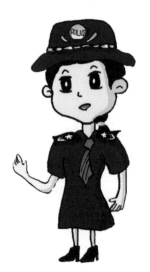

这是我爸爸，这是我家所有证件。 还是不行！

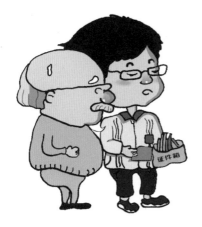

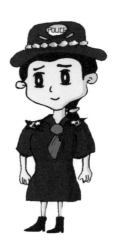

这是居委会马主任。 好的，快把老奶奶接回家吧！

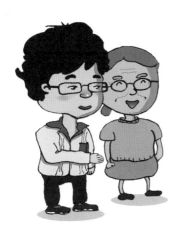

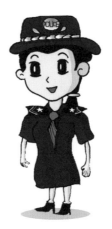

爸跟民警同志解释道："民警同志，这老太太显然头脑不大听使唤，什么家务也做不了了！谁接回去之后，也只能是搭钱、搭时间、祖宗一样地供在家里，没准还要时常挨几句骂！""您想想，如果我不是这老太太的亲生儿子，谁会花费这么大力气，深更半夜地认领个别人家的老太太回去给自己当妈啊！总不会是因为自己嫌妈少，想多认几个妈吧！"

从这次走失之后，蛋蛋爸妈觉得力不从心，想不到有什么更好的办法可以照料好花奶奶和松爷爷，不知该如何是好。

蛋蛋爸妈在上班时，常会担心老两口是否又出现了什么意外状况，每天很多次地往家里打电话。由于爷爷奶奶耳背，他们总是在电话铃声响了很久之后才能听到。在他们没有接到电话时，蛋蛋爸妈就不得不六神无主地从工作单位溜回到家里看一看。但是，如果电话打多了，就又要担心爷爷奶奶会不会在慌忙去接电话的时候突然跌倒了。爷爷奶奶的照顾和安全问题，让蛋蛋爸妈很苦恼，甚至因此无法安心工作。

嘚不嘚医生的嘚不嘚：

在这样的时候，老人能力的衰退程度已经进入了一个需要得到更多照料的阶段，照料者需要投入远远超出以往的时间和精力，甚至提供持续的照料。这也是很多子女在老人照料过程中遇到的困惑，即如何才能既照顾好父母，又出色地完成工作，似乎这是一对永远难以解决的矛盾。这时，或许是时候让老人逐渐接触和适应各种老人照料机构或家庭护理员了。

故事47：花奶奶编瞎话

花奶奶发烧了，去医院看病，医生为了了解情况，问了花奶奶很多问题。

医生："奶奶，您的受教育程度是什么？"

花奶奶："我没上过学，我家里穷，从小跟随父母做小买卖，冬天卖烤地瓜，夏天卖小豆冰棍。"

医生同情地看着花奶奶："奶奶，您小时候真辛苦。"

蛋蛋爸："医生，您可别听我妈妈瞎说，我妈妈每次跟医生说的都不一样。我的姥姥、姥爷都有文化，姥爷开工厂，是个资本家，家里最不缺的就是钱。我妈妈在五六岁时，就被送到学堂里去了，一直读到大学，那个时候根本没有几家的孩子是能上得起大学的。从来就没听老辈人说我妈妈还做过什么小买卖，更没听说卖过冰棍，还是小豆的！倒是听姥姥说我妈妈小的时候，每天都得吃一根冰棍，如果哪天没吃到冰棍，就会吵得全家人都不得安宁，引得家里的狗都跟着叫个不停，即便是到了夜里，我姥姥也得起床领着她去找卖冰棍的。所以，即使家里需要有人去卖冰棍，也绝不会有

奶奶，您真辛苦！

我小时候卖小豆冰棍……

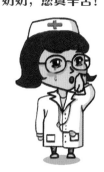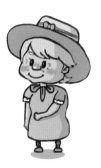

医生您可别听我妈妈瞎说，她每次说的都不一样。

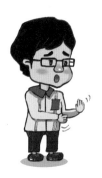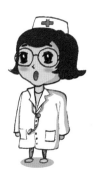

人敢让我妈妈去卖，冰棍能被我妈妈吃得剩不下几根。"

嘚不嘚医生的嘚不嘚：

是不是觉得花奶奶不知从何时开始，养成了说谎的坏毛病，出现了"思想品质"问题。或许情况并不是如想象的那样，老人在出现了一整段的记忆丢失之后，会有一些其他的或许真实存在，或许主观臆造的"记忆"填补进那段记忆的空白之处，并不是老人有目的地编造出瞎话来蒙骗别人。他们在回答问题时，会不加思索地随意做出一系列错误的答复，但是内容却十分生动丰富、合情合理，只有知情者才知道，那些内容均查无此事、纯属虚构。

故事48：好像回到了年轻时候

早饭后，花奶奶到处找车钥匙，而且让蛋蛋爸帮她一起找。

蛋蛋爸："妈，您上班时用的自行车，不是早就被小偷偷走了吗！小偷先偷走了前轮，过了几天，后轮也不见了，只剩了车架子被锁在柱子上。后来您把车钥匙挂在了车架子上，还说小偷仅偷走两个轱辘也没什么大用，还不如把车架子也拿走吧，那车的质量不错，安装在一起，还能用好几年呢！于是，车架子和车钥匙果然也就不见了。"

花奶奶并不理会蛋蛋爸，仍然焦急地满屋子找钥匙："车钥匙不见了！上班要迟到了，快来不及了，上班迟到多不好意思啊！"

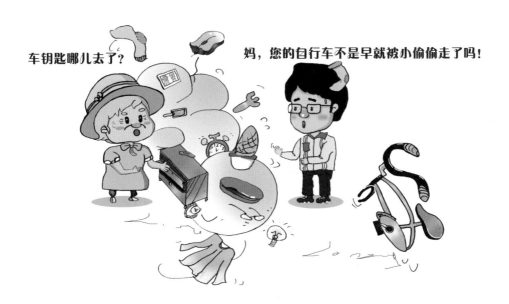

车钥匙哪儿去了？

妈，您的自行车不是早就被小偷偷走了吗！

嘚不嘚医生的嘚不嘚：

随着老人近期记忆丢失的加重，远期记忆所占的比例就相对增加了。这时老人会把以前发生的事情，当作现在正在发生的事情，语言行为好像又回到了过去的生活中。也曾有这样一个故事发生，老人忘记了老伴已经过世多年，但是还记得老伴有病时所住的医院和病床，于是精心准备了饭菜去医院看望老伴。

故事49：忘记刚刚发生的事情

　　花奶奶一向喜欢吃香蕉。昨天，花奶奶在吃香蕉时还夸奖香蕉好吃，把香蕉和香蕉皮拿走后，就说自己根本不曾吃过。

　　啰不啰医生的啰不啰：

　　在这一阶段，随着记忆力的丧失殆尽，尚存的日常生活能力将极其有限，很多简单的事情都将不会做了。如：不会打电话和接电话，听到电话铃响了，会不知所措，或者求助于家属："电话响了。"不知道买东西是需要带钱去的，外出时不锁房门，回来后不会转动钥匙打开门锁。不能区分有用的东西和垃圾，会把家里的东西扔到垃圾箱里，或送给别人。即使热得全身出汗，也不知道如果脱去几件衣服，就会感觉好多了。不会洗澡，去洗澡时不知道需要先脱掉衣服。吃饭时，只吃一种食物，这种食物吃完后，吃饭也就结束了。不能区分能吃的东西和不能吃的东西，如：吃掉虫子、大便，吃生肉。只会用手抓着食物吃或需要喂食。不会排大便，不知道坐在马桶上是为了要排大便的。不会使用卫生纸，不冲厕所。玩弄大小便，涂在房间各处。也可以出现无目的地放水、点火、打开煤气等危险行为。总之，这是一个自我料理能力丧失殆尽，生活照料负担相当繁重的时期，几乎事无巨细均需要他人更细致的帮助甚至是完全的替代。

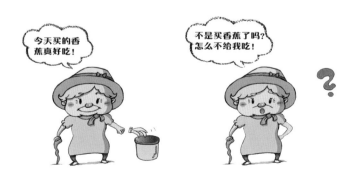

故事50：危险性遗忘在增多

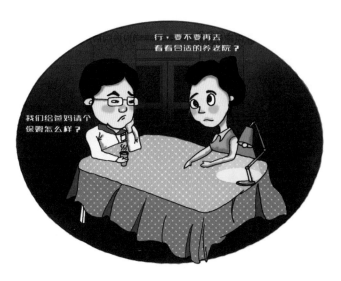

下厨这件事，对于花奶奶来说，已经不再仅仅是一个完成起来有困难的普通家务，而是变成了一种危险。有几次蛋蛋妈发现在花奶奶做饭时，厨房里火苗四起、浓烟滚滚，家里的锅已经被花奶奶烧漏了好几口。还有几次花奶奶在做完饭后，忘记了关掉煤气。

看来不能让花奶奶一个人下厨了，花奶奶不仅不能再烧好一桌子好吃的饭菜，等着儿女们回来吃了，而且连料理自己和松爷爷的日常饮食也很困难了。

蛋蛋妈与蛋蛋爸商量着是再试试请一位家庭护理员来照料他们的生活呢，还是去看一看有没有合适的养老院可以帮忙解决爷爷、奶奶的日常生活问题呢。后来，蛋蛋爸妈找到一家离蛋蛋学校很近的日间照料机构，这样既可以减少危险的发生，又可以扩大爷爷奶奶的社会交往范围，他们还可以参加许多的互动活动，这对于保留住他们尚存的能力是很有益处的。每天在送蛋蛋上学的时候，也把花奶奶和松爷爷送到这家照料机构去，蛋蛋放学时，再把三个宝贝一起接回来。

嘚不嘚医生的嘚不嘚：

这种危险性遗忘的发生，不仅提示着老人记忆功能的严重障碍，同时也说明，老人不能注意到烟雾、火光这些危险信号，或者即使看到了烟雾、火光，嗅到了焦煳的气味，也不能通过对这些信息的加工处理，总结提取出"异常、危险、需要立即处理"这样的结论。所以，这个危险的遗忘事件，有着广泛的障碍学因素可以追溯。这也再次说明，任何一种单独的认知能力，都是不足以单独去完成任何一项任务的，任何一项任务的完成，即使是以某一种认知能力为主，也同时需要其他多种认知能力的共同参与。

因此，不难想象，对于这种认知程度的老人，有可能发生的其他危险事件还有：不能识别危险品，如点着火的炉子、烧开的水、打开了阀门的煤气等；不知道过马路时是要走人行横道的，红灯亮了时是要停下来的，遇到汽车驶来时是要躲避的；处理紧急事情的能力也会下降，即使发现了失火、走水、呼啸而来的汽车，也会不知所措，或表现得好像根本没有看到。

在这样的情况发生时，可以劝导老人，但是切记不要以恶言恶语去指责甚至谩骂老人，就如幼儿一样，他们只是没有能力发现，也没有能力处理这些事情，任何的指责和谩骂都不能使他们已经丧失的能力再恢复回来，反而会成为诱因加速他们能力的丧失。应该采取的解决问题办法是加强陪伴、监管和照料，因此，寻求日间照料、居家照料或者机构养老，才是当务之急。

故事51：注意力狭窄

爷爷奶奶在玩跳棋，松爷爷的烟头掉在地上，点燃了地毯，火星在缓慢地蔓延成火苗。松爷爷、花奶奶仍然在玩跳棋，没有注意到地毯被烧着了。下完了一盘棋，爷爷去喝水时，才看到了正在燃烧的地毯。

嘚不嘚医生的嘚不嘚：

与花奶奶做饭时的失火事件比较，这次的失火事件似乎更偏重于注意力的问题。这是注意广度缩小的结果，这时老人在做一件事情的时候，不仅注意不到无关的其他事情，甚至注意不到即将发生的危险，或者不能感知自己已经处于危险之中。

老人的注意力异常还常表现为注意力涣散，不能把注意力集中在需要做的事情上，也不能维持下去，因此而不能进行沟通交流，

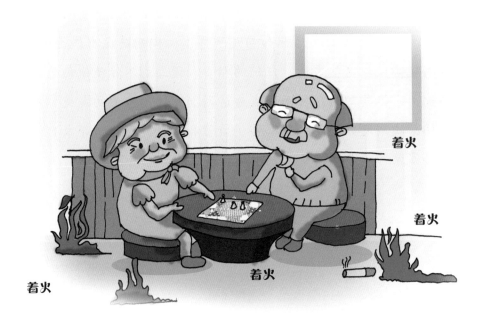

着火

着火

着火

着火

无法完成日常生活和社会交往任务。

　　注意和记忆是经常伴行在一起的，有时难以区分是注意的问题还是记忆的问题。如有的老人记不住别人刚刚说过的话，即使重复说几遍，也不能被记住。这样的事例，可能是瞬时记忆出现了问题，也可能是由于老人根本没有对别人的话语给予充分的注意。如何判断注意和记忆哪种能力的丧失更严重呢，需要通过一些专项测评，并结合老人平素的其他异常表现进行综合的分析。

故事52：失眠

　　爷爷有时晚上睡不着觉，屋里屋外、院子内外溜达不停。白天则思维更加迟滞、混乱。

　　唠不唠医生的唠不唠：

　　睡眠障碍是痴呆的表现之一。对睡眠行为的管理是改善睡眠的第一步。

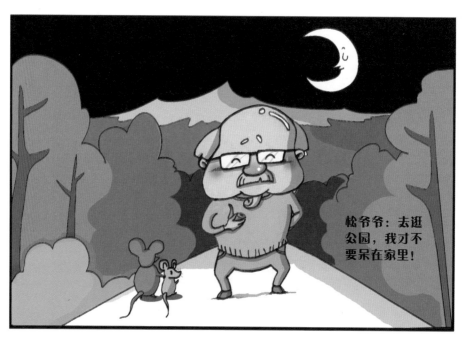

松爷爷：去逛公园，我才不要呆在家里！

小老鼠：妈妈，这个爷爷也喜欢晚上逛公园！

故事53：不认识镜中的自己

自从上次跌倒、骨折之后，松爷爷的行为越来越古怪了。

有一天，花奶奶在打扫房间，看到松爷爷一个人坐在穿衣镜前自言自语。

松爷爷："你是谁啊？你叫什么名字？你到我家来做什么？"

花奶奶看着镜子，看到镜子里只有松爷爷的映像，并没有其他什么异常的东西，奇怪地问松爷爷："老头子，你在和谁说话？家里没有外人啊？"

松爷爷指着镜子说："怎么没有，这不就是？"

松爷爷打量着花奶奶问："你又是谁？什么时候来的？你们都怎么进来的，是我家老太婆没关好门吗？"

花奶奶："我就是你家老太婆啊，你怎么连我也不认识了？家里现在只有我们两个人啊。"

松爷爷："你就是我的老太婆？那我是谁？我是谁呢？"

松爷爷："不对，你不是我的老太婆，你快走吧，我家老太婆回来会不高兴的。"

唠不唠医生的唠不唠：

这是一个可以有多种解释的、比较复杂的现象。如松爷爷一时记不得自己的模样，所以虽然看清楚了镜子里的人，但是忘记了有着这样模样的那个人其实就是自己。或者，松爷爷当时没有正确地识别镜子里那个人物的特征，如原本圆圆的大眼睛在松爷爷看起来却是长长的小眼睛，原本出现在额头的皱纹，在松爷爷眼里变成了趴在那里的几条蛔虫，也就是说在松爷爷看来，镜子里出现的是一个与自己不一样的人，因此也就不认为这个人是自己了。也有可能的是，松爷爷暂时出现了幻觉，在镜子里看到了除自己之外的另外一个人。

从这个故事我们可以体会到，同一种现象是可以由几种不同的情况而引发的，只有结合当时的具体情景和老人平素的认知能力，才有可能做出相对正确的解释。

类似的情况还有：不认识家属，把女儿认作了大姨，把老伴认作了母亲；把陌生人当成了配偶，并跟随其后，在跟随到了陌生人的家门口并被拒之门外之后，已经不再能找到自己回家的路。

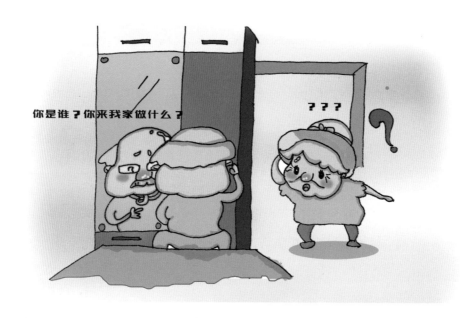

故事54：反复重复同一句话

松爷爷总是不断地反复地叨咕着："我家住在无锡市滦县榛子镇宋家玉村59号……。"

蛋蛋："爷爷，您在说什么呀？"

松爷爷并不理会小孙子，只是一直在重复着刚刚说过的这句话。

蛋蛋疑惑地问花奶奶："奶奶，爷爷在叨咕什么呀？"

蛋蛋妈说："那是他老家的地址，他都叨咕了半个月了，全小区的人都知道他老家在无锡了，排着队地让你爷爷给做无锡酱排骨吃，已经预约了100多份了。"

花奶奶不无兴奋地告诉蛋蛋："你爷爷最近每天都扫好几遍

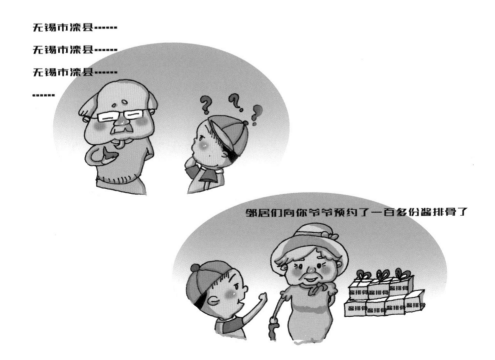

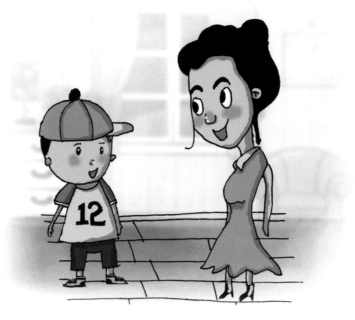

咱家的地，被你爷爷扫得多干净

地，看看家里的地被你爷爷打扫得多干净！"

花奶奶转头跟蛋蛋妈说："如果哪天这老头子能养成整天擦地、洗衣服的习惯，那就太好了，咱家就更干净了。"

蛋蛋妈："那咱家请保姆的费用，是不是就能大大地减少了！"

蛋蛋："省下来的钱，能给我买棒棒糖吃吗？"

唠不唠医生的唠不唠：

反复地重复同一句话，是刻板行为的表现之一，称为刻板语言。所谓刻板行为是指反复、无目的地重复做同一种简单的、没有明确功效或需求的行为。其他典型的刻板行为还有：没有明确原因地不停踱步；无目的地来回搬东西；打开橱柜又关上、拉开抽屉又合上；乱翻东西；反复穿上、脱下衣服；不停地晃动双脚；不停地敲击东西。刻板行为给人一种看似过于烦躁、坐不稳、站不牢的感觉。

如果这种行为对老人无害，对别人也没有太大影响，就完全可以不加干涉。在出现刻板行为时，既要防止误伤别人，也要防止老人在此期间不小心跌倒，同时需要给老人补充水分和能量。

后来，松爷爷并没有如花奶奶和蛋蛋妈所希望的那样去反复擦地、洗衣服，而是反复地去剥家里的蒜，蛋蛋妈不得不把松爷爷剥的多得吃不完的蒜养成了蒜苗。蛋蛋虽然没有得到他所期望的多多的棒棒糖，但是，小小的蛋蛋从帮助妈妈给蒜苗们浇水、观察蒜苗一日不同于一日的变化和照看一盆又一盆的蒜苗苗壮成长中，同样体会到了深刻的欣喜和快乐，小农夫做得乐不可支。

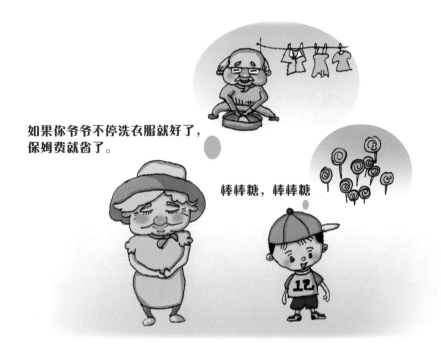

如果你爷爷不停洗衣服就好了，保姆费就省了。

棒棒糖，棒棒糖

故事55：模仿别人的语言

　　松爷爷去医院检查身体，医生嘱咐排在松爷爷前面的吴大爷："您明天再来一次再做这个彩超检查吧，明天早晨可别再吃饭了，不然又查不上了。"松爷爷接话说："不吃饭……查不上了。"医生和吴大爷都奇怪地看着松爷爷，医生友好地搭话道："对，您说得对，吃饭就又不能查了。"松爷爷又接话道："不能查了，不能查了。"

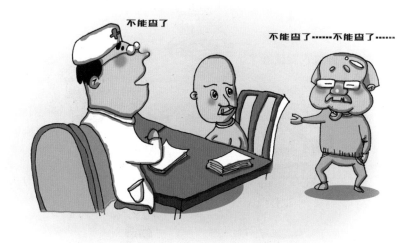

故事56：发出单调、不可理解的声音

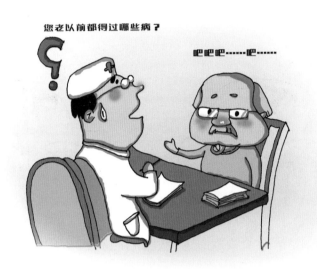

体检时，医生问松爷爷以前曾经得过哪些疾病，松爷爷看着医生，想了一会儿后，回答医生："吧吧吧，吧，……"

唠不唠医生的唠不唠：

随着语言障碍的加重，老人的口语表达显得支离破碎，没有完整的语句，不能正确地选择语音、语法、词语，即使与别人交谈，也无法配合别人的话题。在口语理解方面，因无法理解别人的语言，无论在被问及任何问题的时候，都只回答"是"或"不是"。因语言交流的障碍，老人会经常沉默不语，或仅自言自语，直至对母语完全遗忘。

故事57：丧失"你""我"有别的概念

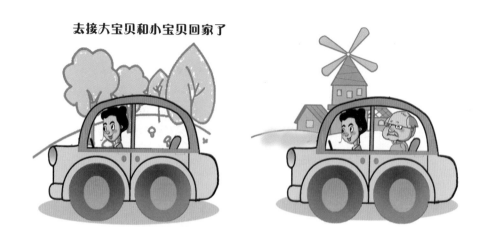

去接大宝贝和小宝贝回家了

蛋蛋妈接松爷爷、花奶奶从日间照料机构出来，又去接蛋蛋放学。蛋蛋妈与老师说了一会儿话，松爷爷领着蛋蛋玩猜拳游戏。

蛋蛋的同学举着冰淇淋从旁边走过，松爷爷马上跑过去抢走了冰淇淋，吃了起来。蛋蛋的同学找老师告状了，蛋蛋觉得丢人极

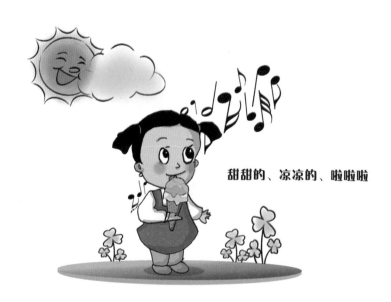

甜甜的、凉凉的、啦啦啦

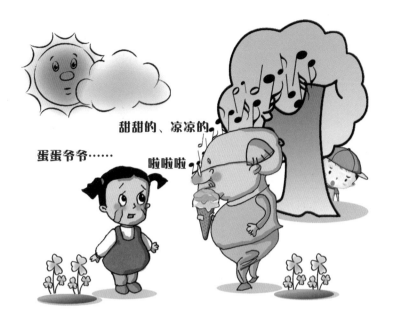

甜甜的、凉凉的……

蛋蛋爷爷……

啦啦啦

了，无地自容，不理睬爷爷了。回家后，蛋蛋委屈地向妈妈请求，以后再也不想让爷爷去学校接他了。

唠不唠医生的唠不唠：

在松爷爷的思维中，对于"我"、"你"的理解已经模糊，以往建立起来的"我不应该拿你的东西"的概念也随之瓦解。老人还会因此在购物时随意拿回商店里的东西，在去看病时拿走医生的听诊器，或者在去做客时抱回了主人家的宠物猫。

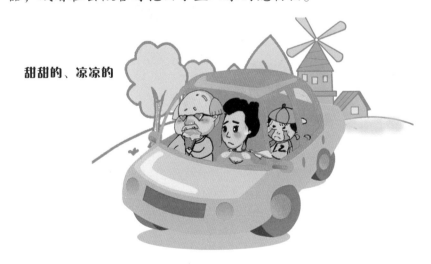

甜甜的、凉凉的

故事58：随处大小便

夏天到了，蛋蛋爸带领全家人去郊游。野餐后，松爷爷说要去卫生间，大家继续聊着天，都没有在意。可是，松爷爷去了很久还不见回来，蛋蛋爸担心出现意外，去找松爷爷。在卫生间旁一个废弃的小卖铺里找到了松爷爷，松爷爷正在那里小便。爸爸很生气，也很吃惊，批评松爷爷怎么能做出随地大小便这样不文明的行为，松爷爷很无辜地回答："我没有随地大小便啊，这不就是卫生间吗，我找了许久才找到的呀。"

后来，松爷爷又把家里的厨房当作了卫生间。

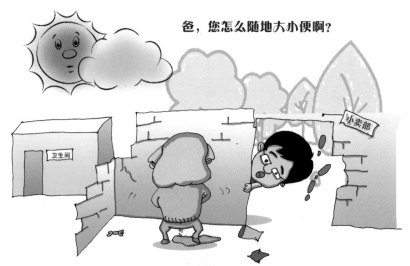

爸，您怎么随地大小便啊？

啊？哪里有随地大小便，我不就是便在了厕所里了吗？

唠不唠医生的唠不唠：

不要急于责备老人为什么要随处大小便，还是找一找其中的原因。

除了大家一贯认为的老人不体恤照料者这一个原因之外，还有一种原因就是，老人辨别不清楚卫生间与厨房的区别。在他看来，被家里人叫作电饭煲的那个东西与坐便不是一样一样的吗，都是白白的颜色，都是用翻一下的方式就可以打开盖子，打开盖子之后里面都是一个容器，甚至容器里也都盛着水。他们的思维程度只能停留于这些外观上的相似之处，不能深入地理解到两者在功能上的巨大差别，所以，在他们的头脑中，电饭煲就是坐便嘛，为什么大家都责备他把小便排错了地方呢？

如果是这样，再多的训斥也是无济于事的，不如想一些其他的办法来提示老人，哪个东西是用来大小便的，哪个东西是用来做饭的。可以试试贴图片的方式，在坐便附近的可视位置，贴上卡通人物如厕的图片，或者一小堆臭臭的、蚊蝇飞舞的大便，而在电饭煲上，则贴上热气腾腾、香气四溢的米饭、馒头的图片。

故事59：笑得尿了裤子

又到了欢乐的周末，蛋蛋全家人守在电视机前，看一档喜剧节目。

电视节目里，几个人狼吞虎咽地比赛吃西瓜，样子滑稽又可爱，花奶奶和松爷爷被逗得哈哈大笑。蛋蛋看着爷爷奶奶这么开心，也想来一次吃西瓜表演，一个箭步挡在电视机前面，扬着脑袋瞪着眼睛说："我也会，我比电视里他们几个人吃得都快。"说着，就跑去厨房拿来一大块西瓜，跟着电视机里的人们一起吃起来。一边吃，眼睛还斜盯着电视机里的人，生怕自己被落下了，弄得西瓜汁、西瓜子粘了蛋蛋满脸。爷爷奶奶看着孙子那副着急又好胜的小花脸，笑得更厉害了，一边笑一边拍手叫好道："还是我孙子最厉害！哈哈哈哈……"蛋蛋爸妈也开心极了。

花奶奶笑得捂着肚子，擦着眼泪，还被逗得呛到了，咳嗽了起来。花奶奶越笑越咳，越咳越厉害，蛋蛋妈见势不好，马上递上一杯水，说："妈，瞧您开心的，快喝点水，润润嗓子。"奶奶意犹未尽地边喝水边笑着咳嗽。蛋蛋见奶奶咳得厉害，忙放下手里的西瓜，也来到奶奶身边，拍着奶奶的背说："奶奶，看我多厉害，把他们都比下去啦！我看下次的吃西瓜比赛我也可以报名参加节目了！"说完望着奶奶，笑着问道："奶奶，您说是吧?!"还没等奶奶回答，蛋蛋突然注意到奶奶裤裆口处湿了一片，对爸爸妈妈说："哎呀呀，奶奶把水洒到裤子上了！"蛋蛋妈听完连忙凑上来，发现奶奶裤裆口处确实湿了一块，略显尴尬，小声嘀咕着："这哪里是洒的水呀，这是尿吧？"然后凑到奶奶耳边说："妈妈，您怎么笑得都尿裤子啦?!"奶奶有点难为情，忙解释道："不要紧的！我现在总会这样！老了老了，器官都老了，不听使唤啦！我买了好多尿不湿，勤换着点就行了……"蛋蛋爸在一旁听到，也跟着打趣说："妈，您这是返老还童啊，又回到婴儿时代啦！"

唠不唠医生的唠不唠：

这种现象叫作老年压力性尿失禁，这是一种让人尴尬和自卑的疾病，老年人常有发病，男女都有可能得病。但是却是可以预防的。作为老人的子女，要学会指导老人预防尿失禁的发生，以免发病的时候伤害了他们的自尊心并给生活带来麻烦。

那么，如何预防老年性尿失禁呢？首先，要注意大小便后局部的清洁卫生。如果老年人行动不便，作为子女或照料者要注意定期清洁老人的私处，防止感染的发生。其次，在条件允许的情况下，有规律的性生活能明显延缓老年女性卵巢的衰老，减少压力性尿失禁的发生。另外，在饮食方面，指导他们多吃一些蔬菜水果和粗纤维含量多的食物，蔬菜水果水分多，也容易消化，粗纤维则有助于清理肠道。减少老年人便秘的发生，压力性尿失禁也会随之而减少。最后，适当的体育锻炼也很重要。积极治疗能够引起腹压增高的基础病也应该受到重视，如肺气肿、哮喘、支气管炎、肥胖、腹腔内巨大肿瘤等，减少因腹压增高而导致的尿失禁。

针对失禁症状，自我锻炼是一种简单易行而有效的治疗方法。其方法为：在坐位或者卧位休息时，集中意念，像排大便那样，有意识地使肛门和会阴的肌肉群一次一次地收缩、舒张。当肌肉收缩时，便会十分清楚地感觉到肛门向上提升，放松后便感觉到肛门恢复到原来的松弛状态。有节律地重复收缩和舒张的动作，使盆底肌群得到锻炼。每次可训练3～5分钟，每日锻炼次数不受限制，只要持之以恒，压力性尿失禁将能显著减少，甚至完全消失。像花奶奶这样的尴尬就有可能得到避免。

故事60：频繁起夜的烦恼

一天晚上，蛋蛋爸值完夜班回到家，家里静悄悄的，大家都睡了。

蛋蛋爸蹑手蹑脚地来到蛋蛋屋子里，把蛋蛋踹开的被子重新盖好。正在这时，忽然听到从卫生间传来一阵松爷爷的咳嗽声。蛋蛋爸走出房间，来到卫生间，打开灯说："爸爸呀，您在卫生间吗？我以为你们都睡觉了呢，您去卫生间怎么不开灯呀？屋子里漆黑一片，什么都看不见，多不安全，万一跌倒了可怎么办啊？我给您把灯打开吧！"

松爷爷连忙说："不要紧的，把灯关了吧，我还得一阵子呢，总开着灯太浪费了。最近夜里总上厕所，每次都需要好一阵子时间，这尿排得总是断断续续的，原本觉得是排完了的，可是怎么还总觉得好像并没有排干净呢？不大一会儿工夫就还得再去卫生间。哎！不像年轻时哗哗的，几秒钟就完事了，一觉睡到大天亮。"蛋蛋爸只好无奈地关了灯，回房间睡觉了。

一会儿，听见松爷爷从卫生间出来了。可是不久，又听到爷爷起身去厕所的声音，黑暗中过了好久也没有出来……

唠不唠医生的唠不唠：

故事中松爷爷的这种情况是很多中老年男性朋友都曾经遭遇过的。引起这种情况的最常见原因是老年人的良性前列腺增生，也就是我们大家常说的前列腺肥大。

尿频，尤其是夜间排尿次数增多是前列腺增生典型的前期表现。随着病情的进展，可伴有尿急甚至出现急迫性尿失禁，就是我们常说的憋不住尿。排尿不痛快也是伴发的症状之一，如：尿线变细，排尿断续，总感觉排不净，排尿时间延长，末了还得滴答滴答地排一会儿才算结束了全部排尿过程。当腺体增大到一定程度时，就会形成残余尿，此时在排尿后膀胱里仍然留存有一些尿液不能被排出来，更严重时，就根本不再能排出尿来，此时需要的是去医院导尿。

一旦家里的老人出现了上述情况，不要惊慌。

如果仅仅出现了排尿次数增多等前期表现，要积极从生活上对老人进行调理，睡前少喝水，尽量避免喝酒、咖啡这样的刺激性饮品。告诉老人放松精神，把注意力从排尿的欲望上移开。同时进行膀胱训练，鼓励老人适当憋尿，增加膀胱容量，延长排尿间歇时间。

如果老人出现了排尿困难的症状，可以考虑服用一些缓解症状的药物，常用的如盐酸坦索罗辛、非那雄胺等，但需要在专业医生的指导下服用，同时一定要注意药物的副作用。

如果进一步严重了，出现了排不出尿的情况，就要引起重视了，建议到正规医院的泌尿科进行系统治疗。

那么，如何预防老年前列腺增生呢？

首先，避免危险因素。要少吸烟，少饮酒，注意保暖，防止着凉。对于患有高血压、冠心病和反复泌尿系统感染的老人要积极控制原发病。

其次，养成良好习惯。良好的生活作息习惯和规律的生活方式有助于防止疾病发生，在饮食上注意多吃蔬菜水果和粗纤维食物，避免便秘的发生。

然后，定期检查。如果您家中有50岁以上的老年人建议定期到医院做一下相关的检查，如泌尿系统彩超、尿流率、残余尿量测定等，在疾病早期对其进行控制。

最后，药物预防。由于前列腺增生从发生到发展需要很长的时间，因此，吃药预防前列腺增生的发生还是有可能的，保列治、爱普列特是一种抑制睾酮转化的药物，在理论上可以影响睾酮对前列腺细胞的促生长作用而达到预防前列腺增生的目的。

故事61：无目的地行走

松爷爷常常一个人在屋子里无来由地转来转去、转来转去，以至于被爷爷反复走过的那一圈地板，已经被磨得没有了花纹。蛋蛋把那一圈地板称为爷爷的跑道，把爷爷在那圈地板上踱步称为爷爷在修跑道。他调皮时也会跟在爷爷后面，学着爷爷的样子，在跑道上转来转去、转来转去。

蛋蛋爸妈在商量着如何应对爷爷的修跑道行为。

蛋蛋爸："爸愿意走就让他走吧，反正也不碍什么事，就当是健身了吧。能活动总比不活动要强许多，体弱卧床才是最可怕的。至少说明现在爸身体没什么大毛病，还走得动。80多岁的老人家还能不停地来回走，一定是前辈子做了什么好事了！"

蛋蛋妈："今天爸已经在跑道上走了一整天了，应该有个

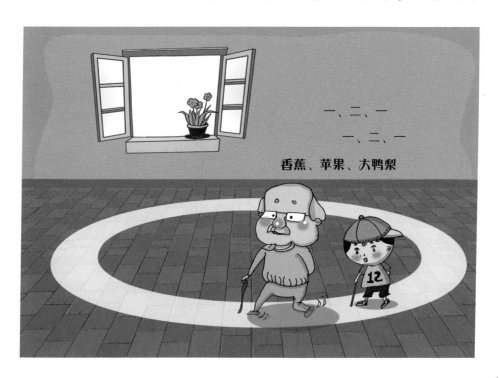

一、二、一
一、二、一
香蕉、苹果、大鸭梨

5000、10000米吧，晚上多做点好吃的、好喝的，给爸补一补。"

蛋蛋妈对蛋蛋说："蛋蛋，去把你扔在爷爷跑道上和跑道周围的玩具都收起来，免得爷爷跌倒了。"

蛋蛋妈又转向花奶奶："妈，如果爸有不舒服的感觉，您及时提醒他休息休息。"

花奶奶："好吧，好吧，只是这死老头子转圈转得我头晕眼花。看来医生把他的骨头接得还真是挺好的！"

唠不唠医生的唠不唠：

这是激越的表现，表现为坐立不安、无目的地徘徊、拍手、敲击，或摔门、踢家具、扔东西。

激越行为即为不能用需求和意识混乱来解释的不适当的行为、动作、语言、声音。

对于这样的激越行为如何理解、如何处理才比较合适呢？蛋蛋一家人处理得就很得当。对于不会造成损伤后果的激越行为，如果在劝导无效的情况下，可以不必强行制止。

故事62：打人

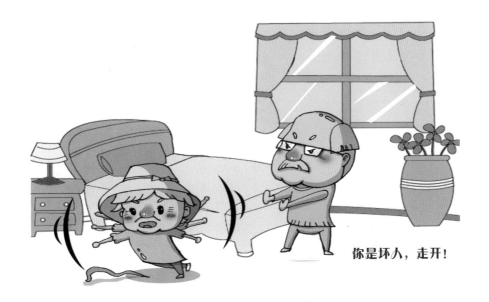

你是坏人，走开！

爷爷半夜不睡觉，在床上大喊大叫，吵得奶奶也睡不着，奶奶起床安抚爷爷，爷爷的情绪更加激动，用力将奶奶推开。

第二天早晨，蛋蛋爸问松爷爷昨晚为什么要推奶奶，松爷爷却说不知道，只记得昨晚老孙头儿诬陷他偷了东西，抓他，要把他送到派出所去，把他吓坏了。还似信非信地问花奶奶："是吗？是这样吗？怎么会是这样的呢！""推到哪里了？红了没有？肿了没有？还疼不疼啊？"

嘚不嘚医生的嘚不嘚：

这是攻击行为，企图伤害、殴打他人。攻击行为也可表现为攻击性语言，如尖叫、诅咒、谩骂、抱怨。

激越行为与攻击行为是不完全相同的两种精神行为异常，但是在这两种行为的背后，大多可以找到行为出现的原因。往往是由于妄想、幻觉给老人带来了恐惧，或者照料者在照护过程中的某些动作，没有被老人正确理解，而被老人误认为自己将要受到伤害。所以在激越和攻击行为出现时，在预防出现伤害后果的同时，不要以粗暴的手段，企图立刻终止老人的激越或攻击行为，比较合适的方式是找到行为出现的原因，去除原因，使老人安心，这时激越与攻击行为也就自然停止了。

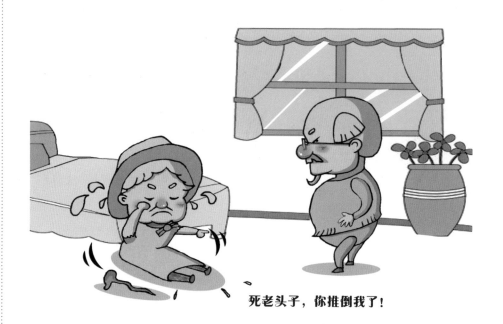

死老头子，你推倒我了！

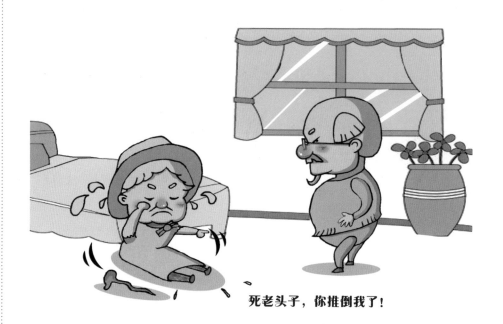

故事63：无缘故的悲伤

花奶奶的远方亲戚来探望爷爷奶奶，松爷爷突然莫名其妙地哭了起来，花奶奶怎么劝说，都无济于事。

又过了几天，放暑假了，蛋蛋回来探望爷爷，蛋蛋刚进屋，喊了声爷爷，松爷爷又哭了起来。

之后，每逢有外人来家里，松爷爷都会莫名其妙地啜泣、流泪，甚至号啕大哭。

唠不唠医生的唠不唠：

情感失控是痴呆的表现，可以多加劝慰和引导。

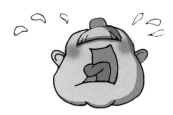
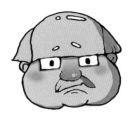

二大爷，您又胖了！

三姨夫，您身体好吗？

四表舅，您精神可以啊？

五姑父，您高寿啊？

松大爷，收煤气费了……

老爷爷，查水表了……

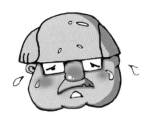
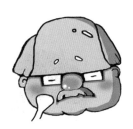

故事64：不合时宜地大笑

　　蛋蛋爸和爷爷奶奶一起去散步，遇到邻居家正在办丧事，花奶奶看到邻居家的花圈和鲜花，高兴得手舞足蹈，跟蛋蛋爸说："快看，多好看，真好看。"蛋蛋爸忙拽着花奶奶逃走了。花奶奶边走边回头，指着人家的花圈，还在说："好看，好看，让我再看一会儿，慢点走。"

嘚不嘚医生的嘚不嘚：

　　这也是思维能力出现了问题，不能感受到从环境气氛中反映出来的悲哀，不能把花圈这个具体物品与它所代表的抽象含义结合起来。

　　同时也说明，老人的大脑还处于活跃状态，大脑的活跃使他们处于过度的兴奋、欣快之中。此时，他们还可能对其实并不太幽默的事情感到特别的幽默，并因此大笑。可以表现出孩童一样的幽默感，玩儿童式的恶作剧，如掐人或捉迷藏。但是，在这种兴奋状态之后，病情将出现迅速恶化，痴呆程度将明显加深。

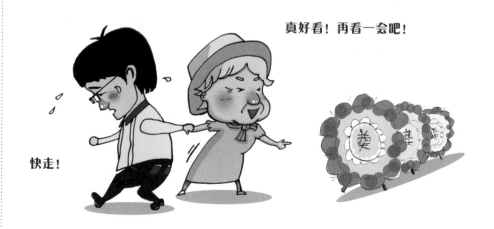

真好看！再看一会吧！

快走！

故事65：不厌其烦地重复做同一件事

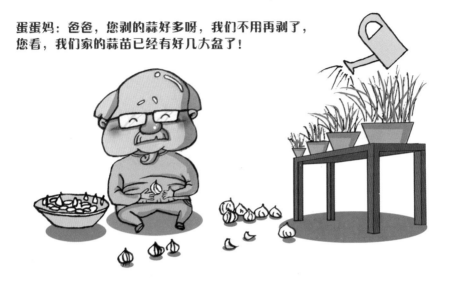

蛋蛋妈：爸爸，您剥的蒜好多呀，我们不用再剥了，您看，我们家的蒜苗已经有好几大盆了！

周末休息了，蛋蛋爸妈回家给大家包饺子吃，蛋蛋妈让松爷爷帮忙剥10瓣蒜。可是从此之后，松爷爷每天都要剥很多蒜，结果把家里长长的三辫子大蒜都剥成了蒜瓣，蛋蛋妈只好买了一只只大大的花盆，把松爷爷剥的蒜瓣都种了进去。

唠不唠医生的唠不唠：

这也是一种刻板行为。

蛋蛋在以后提到爷爷剥蒜时，跟爷爷开玩笑，如果当时爷爷去应聘学校食堂的剥蒜计时工，一定是极其称职的。

以前，松爷爷每次住院，病房里的医生、护士都对松爷爷、花奶奶很热情，围前围后、问寒问暖的，还逗他们老两口开心。可是这次住院，花奶奶发现护士们都躲着他们。

不久，花奶奶无意中听到了护士们的对话："住在18床的老爷爷这次住院怎么像变了一个人一样，有时我去给他扎针，他不称呼我护士，而是叫我美女，而且异常热情，我走的时候还'慢走啊'、'常来呀'地打招呼告别，总之不太正常，弄得我都不太愿意去他的病房了。"另一个护士答道："是呀，我去的时候也是这样，这爷爷以前挺好的呀，对待我们都像对待他家那个小孙子一样的好。"花奶奶这才明白其中的缘故，可是松爷爷年轻时受过严格的

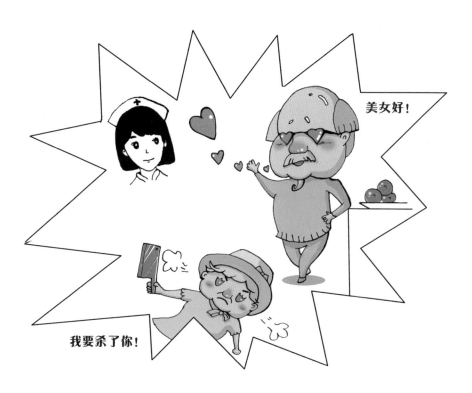

美女好！

我要杀了你！

痴呆原来可以很快乐

CHIDAIYUANLAIKEYIHENKUAILE

部队纪律要求，所以从来不是那种举止轻浮的人，不会是护士们误会了吧，花奶奶狐疑着。

不知不觉几天过去了，松爷爷刚刚睡了午觉醒来，护士们来测体温，花奶奶看到松爷爷虽然睡眼惺忪，但是明显热情得超乎寻常地跟护士们打招呼："美女都来了，今天美女真多。"说话语气、态度确实与平时不太一样，护士们离开病房时，爷爷还跟人家飞吻告别。气得花奶奶捶着松爷爷骂："你这个老头子，死老头子啊，你这妖可闹大了！老了老了，还老不正经了，丢死个人了，这可让我怎么见人啊，让我这老脸可往哪里放啊！"

唠不唠医生的唠不唠：

这是行为失抑制的表现，失抑制就是指失去对行为的控制能力。常表现为：丧失社交风度，不遵守人际交往礼仪和规范，不向别人打招呼，也不回应别人的友好示意。不考虑后果地做出各种冲动行为。出现与教育程度不相符合的行为，做出不该做的事，如不讲卫生或随地大小便。当众讲一些不该讲的话，使他人难堪，如：说一些别人不感兴趣或伤害别人的话；公开谈论很隐私或很秘密的事情；语言粗俗，说平时不说的粗话或做与性有关的议论。过于随意地触摸、拥抱他人，方式超出了一贯的性格。与素不相识的人亲密交谈，好像以前熟识对方。也可表现为性行为不当或性活动失控，或在公共场所不穿衣服。

故事67：被害妄想

春节到了，蛋蛋爸妈回家过年，蛋蛋妈下厨做年夜饭，把松爷爷爱吃的红烧肉摆在了餐桌正中间，等着松爷爷、花奶奶一起吃团圆饭。

可是松爷爷躲在自己的房间里，蛋蛋怎么叫也不出来。蛋蛋爸勉强把松爷爷拉了出来，推到餐桌前，松爷爷却摔掉了自己的饭碗，大家都很惊讶，松爷爷指着蛋蛋妈大吼道："我不吃她做的饭，这饭里有毒，她要害死我。"说完又躲回了自己的房间，盖上被子继续生气，再也不出来了，连红烧肉都不要再吃了！

嘚不嘚医生的嘚不嘚：

妄想的基础是认知障碍，它在认知混乱时出现，随着认知能力的好转而好转，也随着认知能力的丧失而消失。常见的妄想除了我们已经谈到的被盗妄想、背叛妄想、被害妄想，还有被遗弃妄想、贫穷妄想、人物替代妄想。贫穷妄想就是认为自己一无所有。人物替代妄想表现为认为自己或自己的某个家属、朋友，实际上是某位领袖、明星、科学家，或其他名人。

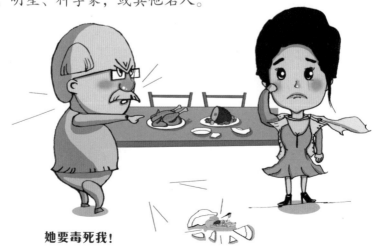

她要毒死我！

故事68：幻觉

爷爷见到在墙角有一个奇怪的人在那里手舞足蹈，还在跟他说话，奶奶却说根本没有，那只是树的影子而已。

唠不唠医生的唠不唠：

这是松爷爷又产生了幻觉。幻觉的产生与老人的既往经历以及现在的功能障碍有关，常见的幻觉有视幻觉、听幻觉、嗅幻觉、触觉幻觉。如：在出现听幻觉时，可以听到某个并不存在的人正在与自己说话，因此而与之交谈，或去寻找他们，甚至按照从幻听中得到的指令做出行动。出现视幻觉时，可以看到已经去世的亲人朋友，或是看到入侵者，或看到以前的老房子。出现触幻觉时，会感觉有东西落在皮肤上，或在皮肤上爬行。出现嗅幻觉时，可以闻到别人没有闻到的、并不存在的气味。

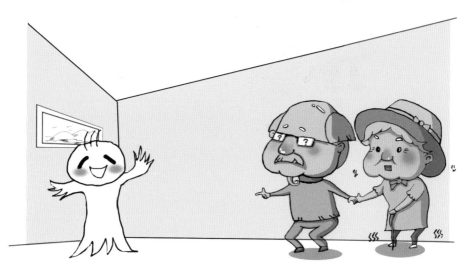

松爷爷：老太婆，墙角有人向我招手？
花奶奶：哪有人？没有啊！

故事69：白天不醒，夜间不宁

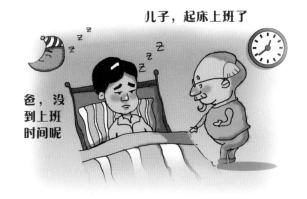

儿子，起床上班了

爸，没到上班时间呢

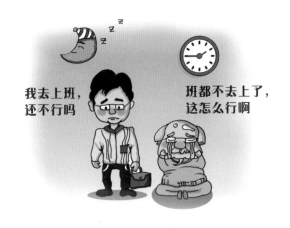

我去上班，还不行吗

班都不去上了，这怎么行啊

松爷爷的睡眠问题更加严重了，白天呼呼大睡，晚上不只是睡觉时吵闹，而是根本就不睡了，半夜因为各种各样稀奇古怪的事情折腾花奶奶和蛋蛋爸妈。

某日半夜1点多时，松爷爷叫蛋蛋爸起床去上班。

松爷爷："儿子，起床了，你还不起床，上班都要迟到了。"

蛋蛋爸："爸，还没到早晨呢，现在还不到半夜2点。您快回床上睡觉吧，您最近睡颠倒了！"

松爷爷："你这个孩子，白白养育了你这么多年，赶快起床去上班。""你这孩子，连班都不好好上了，这可怎么行呀。""我和你妈老了以后，可怎么办呀，谁给我们养老啊？"边说边伤心起来。

蛋蛋爸拿松爷爷没办法，只好起床"上班"去了！

唠不唠医生的唠不唠：

这样的睡眠状态已经明显地影响到其他人，甚至有的老人会在夜间吵得四邻不安，安眠镇静类药物也不能很好地解决问题。可以试试

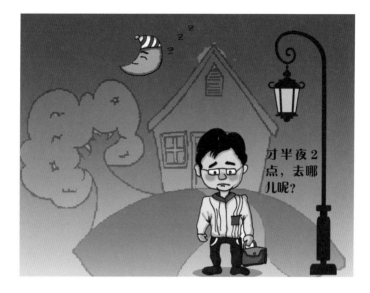

在白天为老人安排各种各样的、丰富而有趣味性的活动，让他们没有时间去睡觉，在夜晚到来时，安排老人在固定的、合理的时间去

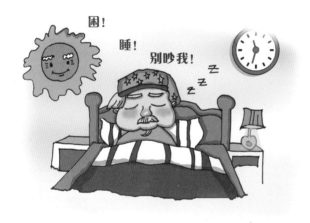

睡觉。老人的睡眠调整不是一件三天五日就可以见到效果的事情，只有耐心坚持下来，过一段时间之后，才会收到睡眠改善的效果。

故事70：进食习惯变化

花奶奶经常跟蛋蛋爸妈抱怨说松爷爷最近不知为什么特别贪吃。松爷爷每日除了三顿正餐之外，离开饭桌时还要每只手拿着两个包子吃，除此之外，每天还能吃6个大桃，再加上5个苹果。看到爱吃的东西就会不停地往嘴里塞，从不觉得吃不下了，嘴里总是塞得满满的。蛋蛋妈担心松爷爷会消化不良，劝了松爷爷几句，松爷爷立刻对蛋蛋妈怒目而视，骂蛋蛋妈不孝顺，虐待老人。后来，无论谁来劝说松爷爷注意饮食，都会被松爷爷骂跑。

唠不唠医生的唠不唠：

食欲也是受神经支配的，失去正常的神经支配之后，可表现为贪食、没有饱腹感，或不进食、没有饥饿感。其他进食行为的异常还可以表现为：一次向嘴里送入过多的食物；只吃同一种类的食物；严格按照同样的进食顺序进餐；喜好的食物种类有变化，吃过多的甜食或其他特殊种类的食物。

老太婆，我的鸡腿被谁拿走了？

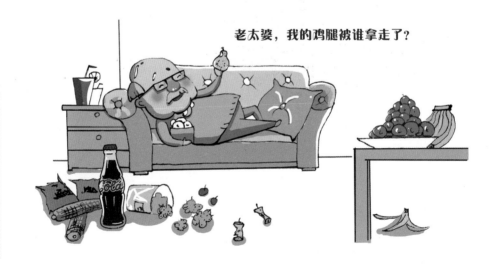

故事71：藏饼干的小幸福

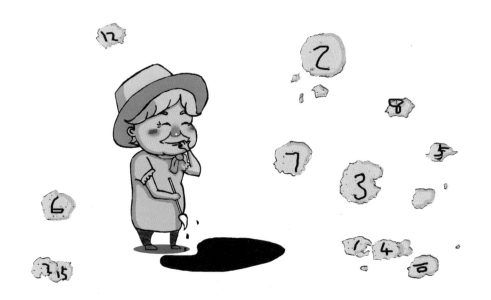

　　花奶奶喜欢吃那种大大的、又甜又香的向日葵饼干，蛋蛋妈给花奶奶买了500克那样的饼干，转眼却被松爷爷吃光了。后来，花奶奶每天都把她的宝贝饼干藏到不同的地方，吃的时候拿出来一块，找个松爷爷看不到的地方，偷偷地吃完，然后再把剩下的饼干重新藏到另一个地方去，有时连花奶奶自己都记不得今天把饼干藏到哪里去了。为了记住自己还有多少块饼干没有吃，同时也为了防止松爷爷偷吃她的饼干，花奶奶在每块饼干上，都用毛笔写上了大大的阿拉伯数字。花奶奶每吃一块饼干，就用笔记本记录上几月几日吃了第几号饼干。终于有一天，饼干和笔记本都被花奶奶藏丢了，松爷爷和花奶奶去找蛋蛋妈再给他们买饼干吃，蛋蛋妈又给他们买了500克新的向日葵大饼干，家里这两个老宝贝兴高采烈地又开始了新的一轮抢饼干游戏。

唠不唠医生的唠不唠：

在这个故事里，松爷爷和花奶奶是不是俨然变成了两个萌娃。

然而，对待爷爷、奶奶的藏饼干行为，我们也常常看到这样的处理方式。如：蛋蛋妈没有给松爷爷和花奶奶买新饼干，而是让他们去找回藏丢了的旧饼干。并且斥责松爷爷："每天饭、菜、水果一种都不少吃，还非要吃什么饼干？你都是多大的人了，吃个饼干还要跟人家抢着吃？饼干就那么好吃吗？"然后转过头，再训斥花奶奶："你看谁在饼干上写数字，再按数字吃饼干？真是奇怪，说出去都丢人！明明知道自己的脑袋也记不住什么了，还整天东藏西藏的，看看藏丢了吧！我早就知道结果是这样的。自己找吧，找到了就吃，找不到就别吃了。没有钱给你们这样地去糟践东西，把我儿子都带坏了。"

其实，老人大脑退化的过程，可以理解为儿童大脑成长的逆过程。发生在痴呆老人那里的每一个故事，都不是什么新鲜事儿，而是在小孩子成长过程中都曾经发生过的。既然老人的功能恢复已经没有可能，而且，功能的丧失还一定将要持续下去，加之，所有这一切都几乎不在我们的能力掌控范围之内，那么，家属和照顾者为什么不试着转变自己的思维方式，不要再去纠结于老人为什么不能做这个了，为什么那个也不能做了，他们去年还能做这个，今年为什么就不能了呢？不要陷入这些永远不会得到满意答案的问题中去，而是以阳光一些的心态去承认和接纳这些现实，再用温暖的目光和平和的语言把这种接纳传递给老人："我家的宝贝们又长小了，在今年的一年里，真的又长小了许多耶！"就如在我们小的时候，父母看着我们说："宝贝，今年你果真又长大了许多耶！"照顾者和缓的情绪、心态和照顾方法，更容易唤起老人的安静、信任和安全感，而那时老人们回报给照顾者的，将是态度上的友好和照料上配合。如果能那样，照料的过程一定不会再那么艰苦，老人和家属的心路历程也不会再那样的令人倍感辛酸。

嘚不嘚医生对重度痴呆阶段的总结：

在这个阶段，老人仍然存留着的认知能力已经很少，日常生活依赖他人帮助。

记忆能力严重丧失，仅留存着片段式的记忆。

丧失对时间和地点的判断能力，对人物的识别也明显混乱。

不能做出正确判断，或丧失解决问题的能力。

不能独立进行室外活动，也不再愿意跟随他人到室外去。

丧失爱好和兴趣。

没有能力参与家庭活动。

个人料理需要很多帮助，经常二便失禁。

可有精神行为异常，出现概率比前两期更高。

病程长短不等。

第五节 极重度痴呆——又回到了从前

时至今日，松爷爷和花奶奶还没有发展到痴呆的极重度阶段，衷心希望他们在今生今世，永远不要有这样的一段经历。

痴呆的极重度阶段是一个归零的过程，一切又恢复到了出生时没有思维、没有运动、没有语言的安静状态，又回到了一切依靠别人照顾、一切需由他人决定的、脆弱的婴儿状态。

松爷爷、花奶奶：蛋蛋啊，来吃炒瓜子了！

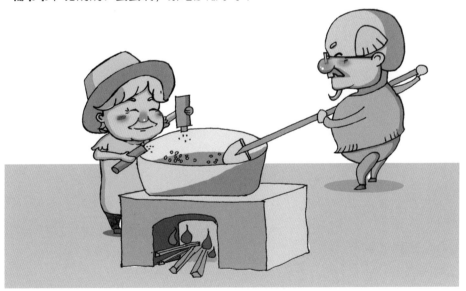

嘚不嘚医生对极重度痴呆阶段的总结:

老人的大脑逐渐不再能指挥身体,丧失了最基本的运动能力,终日卧床,身体僵硬、屈曲,因不能自主进食而需要管饲喂食。对呼唤几乎没有反应,或仅有视线的移动。

大、小便完全需要照料者帮助料理。

丧失语言功能,只能发出咕哝声。

丧失所有认知能力和任何智能活动。

精神行为的异常也消失。

终因慢性疾病的恶化或急性疾病的出现,而致终老于世。常见的终老原因包括感染、营养不良、压疮、骨折、多脏器功能衰竭等。

病程长短不等。

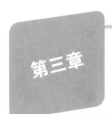

第三章　选择离开方式

蛋蛋妈在除夕前打扫房间时，发现了松爷爷和花奶奶的一段笔记，看过之后蛋蛋爸妈共同感慨于松爷爷、花奶奶对待生命的达观态度。

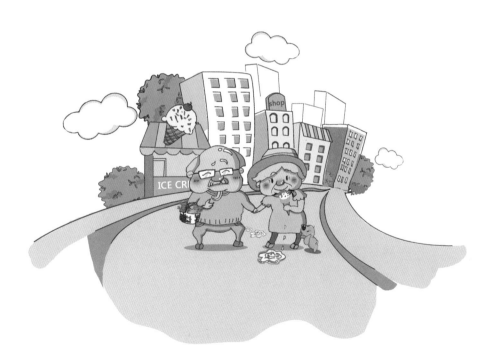

我亲爱的老太婆、蛋蛋爸妈和小蛋蛋：

今天是重阳节，老年医院的医生们来单位为老同志解答困惑。我对我的老年痴呆问题很感兴趣，请教了医生，医生给我做了很细致、很客观的讲解。

医生告诉我，我和我的亲人们都需要做好充分的思想准备，因为我的状况将会逐渐地变得越来越糟。医生还告诉我，提前做好今后的各种人生安排是一个明智的选择。我认为医生说的话很有道理。

或许有一天，我会失去正常思考和正确判断的能力，可能会不认识亲人，甚至可能连自己都不再认识了，也有可能做出一些莫名其妙的事情，或者因为不适当的语言和行为而打扰了亲人和邻里。如果是那样，请大家原谅我吧，你们曾经喜欢的那个松老头儿只是头脑不清楚了，并不是故意对大家无礼。

如果我得了很严重的疾病，如果医生说这病已经不会再有很好的治疗效果了，那么蛋蛋爸妈就做主吧，跟医生说只用药物抢救就可以了，我不想在临走的时候全身都插着管子，样子好怕人、好难看。我也不想住进医院那种不允许家属探望的病房，我想和我的亲人们安安静静地守在一起，快快乐乐地过完最后的一天。这就是我希望的离开方式。

在我离开的时候，不必过分悲伤，那只是往生了而已，也就是说，那只是去了另一个地方生活而已，就如我年轻的时候跟随着部队从南方到北方一样。这次也许是要出国了吧，也可能是要去曾经让蛋蛋着迷不已的宇宙吧。

但是，我是一个天生乐观的老头儿，无论走到哪里，都会找到新朋友，会快乐地活着，不会孤单的，不用挂念我。

老太婆，你的年纪也大了，走起路来歪歪斜斜，好像又回到了你小时候趔趔趄趄的样子，思考问题的方式也有点像蛋蛋了，连表情都越发像小孩子了。死老头子去找一块好地，盖一个带院子的新家，在院子里种上太阳花，等着你来收割。

松老头儿写于头脑清醒的重阳节

花奶奶顽皮地在下面接着写道：

死老头子，你又闹什么妖，这是什么时候写的，我怎么都不知道。

一辈子没见你写过几个字，以为你根本就不会写字呢，倒是把这一辈子的字都写在这里了。噢，竟然忘记了，你是参加过扫盲班的，虽然成绩不及格，没有拿到毕业证书！

我也喜欢老头子的离开方式。

老头子，你种的太阳花开放的时候，记得捎个信给我啊！

文字下面画了一棵松树，树下站着一个梳着小辫子、拖着长鼻涕、正在傻笑的小女孩，手里攥着一只花瓣掉得没剩下几枚的太阳花。那是太阳花奶奶惯用的签名方式，虽然每次签名之间的一致性是如此之差，而且越来越差。

后 记

从事老年医学工作的时间越久，我就越能体会到老人的可爱。在与痴呆老人共处的过程中，我常常会被存在于他们头脑中的纯净的思维和弥散于他们眼睛里的纯净的神采所打动，他们可爱的笑容带给我快乐。夕阳下，他们在医院走廊里散步时，会不无依赖地拉着那个让他们喜欢的医生或护士的手，他们银发飘飘、目光柔和、笑意微微，好一幅温暖的桑榆美景图。

这部作品的创作，断断续续地经历了三年的时间，在写作过程中，许多老人的音容笑貌都曾经闪现在我的头脑中，并因此使我油然而生出许多的小感动。同时，我也感慨于在蓦然回首之间，我们这一辈人的人生历程也已经走过了一半之多。

本书在编撰过程中得到了来自于多方面的热情帮助。感谢沈阳建筑大学设计艺术学院冼宁教授、于峥老师所率领的插画团队的倾力支持。感谢杨铭先生清丽而又洋溢着阳光气息的封面设计。感谢寿亚荷编审及编辑团队对于本书的全情投入和精心打造。感谢辽宁出版集团辽宁科学技术出版社为本书提供了面世的机会和平台。

在银发浪潮正在来临之际，希望本书各位参与者的有温度的付出，能够使老人们生活得再好一点点、心情再好一点点、处境再好一点点。也希望60后、70后的老年后备大军，做好准备，迎接我们自己的老年阶段，因为，安康、快乐的老年生活，需要经过认真而努力的准备，才是有可能得到的啊！

黄　葵